“ひざの痛み”“関節の炎症”がたちまち改善

変形性膝関節症《ひざかんせつしょう》は自分で治せる！

さかいクリニックグループ代表
酒井慎太郎

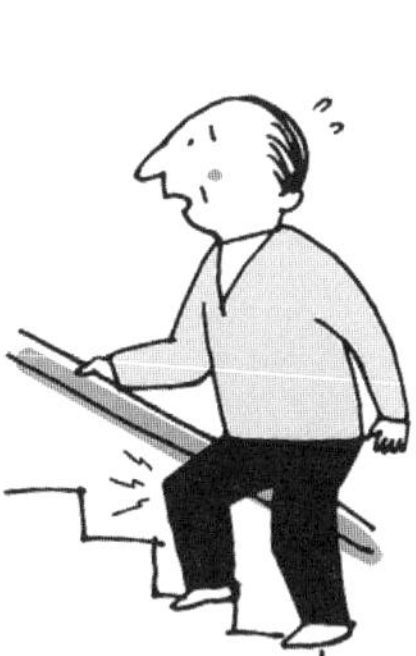

Gakken

はじめに

最近になって、ひざ痛に関する〝新たなこと〟がわかりました。

これまで、ひざ痛の原因の多くは「変形性膝関節症《へんけいせいひざかんせつしょう》」である、というのが定説でした。特に中高年においては**〝ひざ痛の原因の大半が変形性膝関節症である〟**という説もあるくらいですから、ひざ痛持ちのかたは変形性膝関節症へのケアをしっかり行う必要があります。

ただし、**それだけで「ひざ痛対策は万全」と思い込まないでください。**

なぜなら、**変形性膝関節症のほかにもう1つ、ひざ痛の原因があると判明したからです。**それは、いわば**「変形性膝関節症もどき」**のようなもので、ひざの痛みを自分で完治するには、そちらに対してもじゅうぶんなケアをするべきなのです。

これは、当てずっぽうに言っている話ではありません。

私は長年、ひざ痛や腰痛、首痛などを治療する「さかいクリニックグループ」を開業しています。そして、数カ所あるクリニックでは50名近くのスタッフを擁し、1日に170人以上の診療に当たり、これまでに延べ100万人超の患者さんを診てきました。

その結果として、**「変形性膝関節症もどきが原因のひざ痛で来院するかたが非常に多い」と確認し、患者さんのひざを実際に診たうえで突き止めた事実なのです。**

ひざ痛を抱えていると、日常生活で苦労することがたくさん出てきます。

「階段の昇り降りがきつい」

「イスから立ち上がるときの痛みが怖い」

「正座ができなくなった」

「そもそも痛くて、歩くことがつらい」

これらの症状は、ご本人にとって大問題です。

　だからこそ、この本を読んでくださっている皆さんの中には、さまざまな本やテレビ番組などから変形性膝関節症の知識を取り入れ、ひざの痛みを消そうと努力してきた人が少なくないと思います。それはけっこうなことですし、ひざのトラブルがすべて解消されているのであれば、もう言うことはありません。

　ところが、**変形性膝関節症だけを注視した〝従来どおりの対策〟を取っていても、「よくならない」というかたがいらっしゃいます。**また、確かにひざが痛むのに、**「変形性膝関節症ではない」と病院で言われ、困惑している人もいらっしゃいます。**

　そうしたケースでは特に、変形性膝関節症もどきの原因が見落とされている可能性が高いと言っていいでしょう。

　そもそも変形性膝関節症とは、その名のとおり、**ひざの関節を構成している骨・軟骨・半月板などの組織が変形・変性し、痛みが発生したり、可動域（動かせる範囲）に制限が出たりする病気です。**

一方、私が変形性膝関節症もどきと名づけたものは、〝同じひざの関節〟の中でも、少し違う箇所・組織に異常が発生し、痛みを発生させています。

ですから、一般的には**〝同じひざのトラブル〟と見なされがちで、変形性膝関節症だけを考慮した対策ではよくならないことが出てくる**わけです。

ひざのトラブルをすっきり治すには、**変形性膝関節症・変形性膝関節症もどきのそれぞれに対し、痛みを引き起こすメカニズムを理解したうえで、最適なケアを施すことが不可欠です。**

本書は、そうした「ひざ痛完治のためのベストケア法」をわかりやすくご説明するために、書き下ろしたものです。

以降の内容はすべて、「ひざ痛の原因には変形性膝関節症・変形性膝関節症もどきの2つがある」という事実を踏まえています。また、**ストレッチ体操などのセルフケアの方法も、ひざ痛の2つの原因に対して効率的なアプローチをかけられるの**

で、総合的な完治を導くために大いに役立ちます。もちろん、再発防止や予防にも、きわめて有効な内容ばかりです。

厚生労働省から発表されたデータによると、ひざに痛みを抱えている人は全国で1800万人もいるとされ、**65歳以上の人では3人に1人以上がひざ痛に悩んでいるとされています。**さらに別の調査結果では、**変形性膝関節症の潜在的な患者数は2500万人以上とまで推計されています。**

そうしたかたがたがひざのトラブルを解消するうえで、本書は強力な後押しができると確信しています。

この機会にぜひ、つらい症状と決別し、ひざのトラブルがない人生を歩み始めていただきたいと思います。

2017年3月

さかいクリニックグループ代表　酒井慎太郎

もくじ

第2章

ひざ痛を自分で治す！「新セオリー」

第3章

なぜ、簡単体操で痛みが消えるのか

第4章

変形性膝関節症、変形性膝関節症もどきを見事解消した症例集

第5章 痛みを繰り返さないための日常生活の知恵

第6章 変形性膝関節症を治すと人生が変わる！

第7章 セルフケアの疑問が消える！ ひざ痛対策Q＆A

第1章

痛みの進行度と対処法がすぐわかるセルフチェック&簡単体操

痛みの原因である〝主流2タイプ〟の特徴を見極めることが重要！

ひざ痛を引き起こす主な原因には、大きくわけて「**変形性膝関節症**」と「**変形性膝関節症もどき**」の2種類があります。

それぞれの原因によって起こるひざ痛は、えてして〝同じもの〟〝似ているもの〟と捉えられがちですが、実のところは「似て非なるもの」です。ですから当然、痛みを解消するために行うべきセルフケアも、それぞれに変わってきます。

そこでまずは、「どちらの原因で痛いのか」、あるいは「両方の原因によって痛いのか」という点について、きちんと知っておく必要があります。それができてこそ、**最適なセルフケアでスムーズに痛みを解消できる**のです。

また、変形性膝関節症が原因となっている場合には、「進行度」も把握しておくことが重要です。

詳細は第2章でお伝えしますが、**変形性膝関節症によるひざのトラブルは、放置していると、どんどん悪化**していきます。

これは、改めて言うまでもなく、関節の異常な状態が深刻化しているために起こること。その異常な状態が進行しているぶんだけ、いっそう丁寧なケアが必要になってくるわけです。

このように、**ひざのトラブルを自力で解消するためには、あらかじめ見極めておきたいことがいくつかあります。**

そのために、それらを一度に確認できるテストを用意しました。誰でも簡単に行えるチェックテストです。

次のページにある質問のうち、ご自分に当てはまるものにチェックを入れてください。**さぁ、ひざ痛を解消させる第一歩を踏み出しましょう。**

ひざ痛セルフチェック

変形性膝関節症もどきタイプ

- □ ひざのお皿（膝蓋骨《しつがいこつ》）の真ん中の部分や上下に痛みがある
- □ 屈伸するような動きをするとき、ひざから「ポキッ」「パキッ」と音がする
- □ 階段を降りるときは痛くないが、昇るときだけは痛みを感じる
- □ ひざを真っ直ぐに伸ばしづらくなった

☑ ＿＿＿ 個

変形性膝関節症タイプ／初期

- □ ひざを真っ直ぐに伸ばしづらくなった
- □ 腰痛か首痛がすでにあり、最近ではひざの引っかかりを感じるようになった
- □ デスクワークなどで、ひざを曲げた状態を長く続けるような生活を送っている
- □ 整形外科や病院で「異常なし」と言われたが、ひざの違和感が確かにある

☑ ＿＿＿ 個

自分で治すための

変形性膝関節症タイプ／中期

- □ ひざをねじるような動きをしたとき、ピリッとした痛みが走る
- □ ひざの内側に、チクチクとした痛みがときどき現れる
- □ 階段を昇るときも降りるときも、ひざに痛みを感じるようになった
- □ 正座をすることが、かなりつらい
- □ ひざが腫れたり、熱を帯びたりすることがある

☑ ＿＿＿個

変形性膝関節症タイプ／後期

- □「O脚がひどくなった」と自覚したり、周りの人から指摘されたりした
- □ 立ち上がるときや歩き始めなど、動作を始めるときにひざが痛む
- □ 歩くとき、上半身が左右に揺れるようになってきた
- □ 片脚だけにあった痛みが、左右両脚のひざに現れるようになった
- □ 歩くときは杖、階段では手すりなど、つかまるものがないと怖くて動けない

☑ ＿＿＿個

チェック数が2つ以上あれば、そのカテゴリーに該当することになります。

その結果は、3つのパターンになります。

1つめのパターンは、**変形性膝関節症もどきタイプ**だけに該当するというもの。2つめのパターンは、**変形性膝関節症**タイプのいずれかの進行度のみに該当するというもの。そして3つめのパターンは、変形性膝関節症もどきタイプと、変形性膝関節症タイプの**両方に該当**するというものです。

3つめのパターンになったかたは、少し不思議に思われるかもしれませんが、珍しいことではありません。厳密に言うと、2種類の原因は別のものなのですが、最終的に感じる不調は同じになることもあるということです。

ただし、2種類両方の原因を抱えている場合、**「自分はそれだけひざのトラブルを悪化させやすい状況にある」**と強く意識し、今後のセルフケアをできるだけ積極的に行うようにしてください。

具体的なセルフケア法として、28～47ページのストレッチ体操を行う際のおおよその目安は、以下のとおりです。

セルフチェックの診断結果

●変形性膝関節症もどきタイプ：基本のストレッチ体操1～4を行う
●変形性膝関節症タイプ／初期：基本のストレッチ体操1～4＋5と6を行う
●変形性膝関節症タイプ／中期：基本のストレッチ体操1～4＋5～7を行う
●変形性膝関節症タイプ／後期：基本のストレッチ体操1～4＋5～9を行う

10のストレッチ体操は、タイプや進行度を問わず、どんどん実践していただいてけっこうです。特に、**ひざを動かす前に行うと、なにもしない場合と比べて動きがスムーズになり、痛みの発生を抑える**効果もあります。

ひざ痛の原因と症状

変形性膝関節症もどきタイプ

実は、ひざの関節は、2つの関節から構成されています。よく言われる「ひざ関節」という言葉は、そうした2つの関節を合わせた総称です。

「変形性膝関節症もどき」のひざ痛は、それら2つの関節のうちの「PF関節（膝蓋大腿関節）」で起こります。この関節は、左の図のように、ひざのお皿の骨（膝蓋骨）と、ひざから太ももにかけて伸びる骨（大腿骨）で構成されています。このPF関節のスペースが狭まったり、関節軟骨がすり減ったりすることで、痛みが発生するのです。また、このタイプのひざ痛は、ひざのお皿の骨（膝蓋骨）の中心から上下の範囲にも症状が現れます。この範囲で痛みが現れる理由は、腱（筋肉と骨をつなぐ組織）や靭帯（骨と骨をつないで関節を安定させる組織）に障害が起こっているからです。腱や、すねの骨（脛骨）に付着している靭帯が緊張・硬直し、炎症を起こすと痛みを感じるのです。

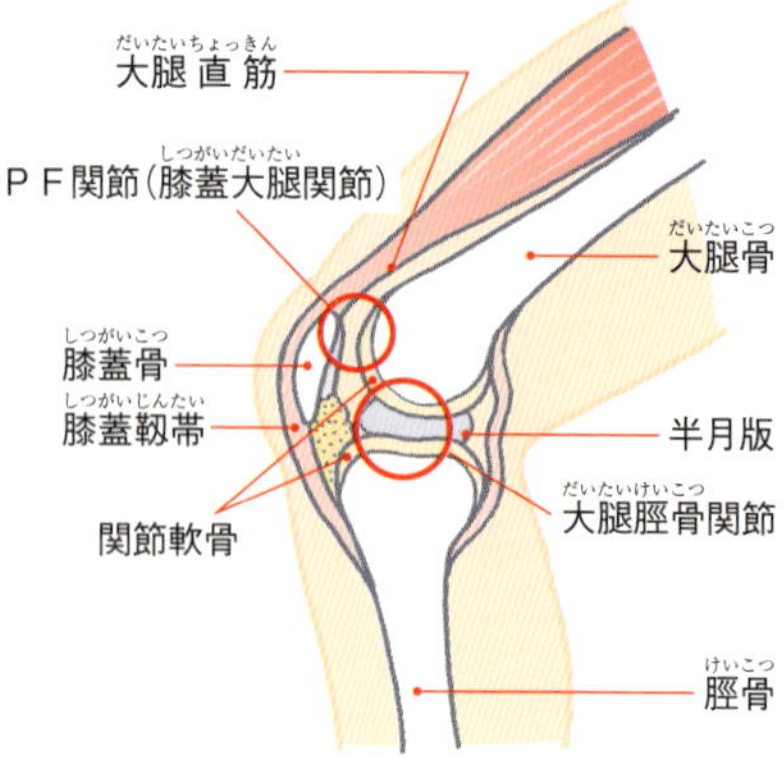

ひと目でわかる！

変形性膝関節症タイプ・初期〜後期

変形性膝関節症のひざ痛は、ひざにある2つの関節のうち、大腿骨と脛骨で構成される「大腿脛骨関節」で発生します。

そして一般的に、痛みは次のような流れで進行・悪化の経緯をたどっていきます。

運動不足や悪い姿勢、加齢などにより太ももの内側の筋肉が衰える↓軟骨や半月板がすり減り、関節のクッション機能が低下↓軟骨や半月板が磨耗されてできたかけらが、関節包の内側（滑膜）にある神経を刺激↓滑膜に炎症が起こり、関節包内に水（関節液）がたまる↓腫れる、熱を帯びる↓軟骨や半月板がほぼなくなり、骨と骨が直接ぶつかる↓骨の一部が変形してトゲ状の突起（骨棘《こっきょく》）や、骨の表面に小さな穴（骨のう胞）ができる。

健康なひざ（右脚）

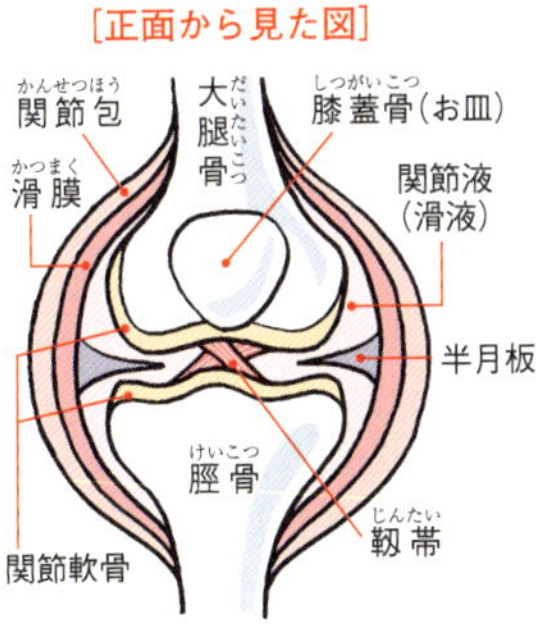

[正面から見た図]
関節包《かんせつほう》
滑膜《かつまく》
大腿骨《だいたいこつ》
膝蓋骨《しつがいこつ》（お皿）
関節液（滑液）
半月板
脛骨《けいこつ》
靭帯《じんたい》
関節軟骨

変形性膝関節症（右脚）

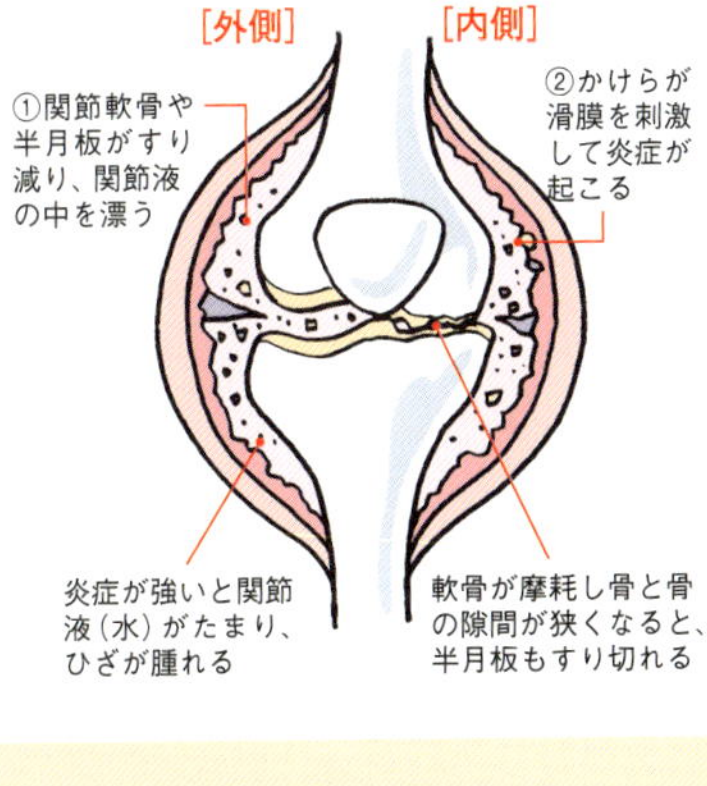

[外側]
[内側]
①関節軟骨や半月板がすり減り、関節液の中を漂う
②かけらが滑膜を刺激して炎症が起こる
炎症が強いと関節液（水）がたまり、ひざが腫れる
軟骨が摩耗し骨と骨の隙間が狭くなると、半月板もすり切れる

酒井式

ひざ痛解消ストレッチのルール

それではいよいよ、ひざ痛解消に著効《ちょこう》を示すストレッチ体操を順番にご紹介していきます。それらはいずれも、痛みの原因に直接アプローチし、骨や筋肉を本来あるべき正常な状態に導くものばかりです。

なかでも、ひざや腰にテニスボールを当てて行うストレッチ体操は、私が治療院で長年行い、患者さんの99％に効果のあった「関節包内矯正」という治療法を誰でも実践できるように改良したものです。

簡単で合理的、しかも効率的で効果の高いストレッチ体操を、日常生活の中にぜひ取り入れてください。

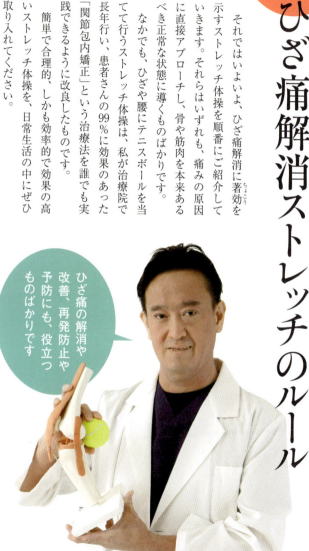

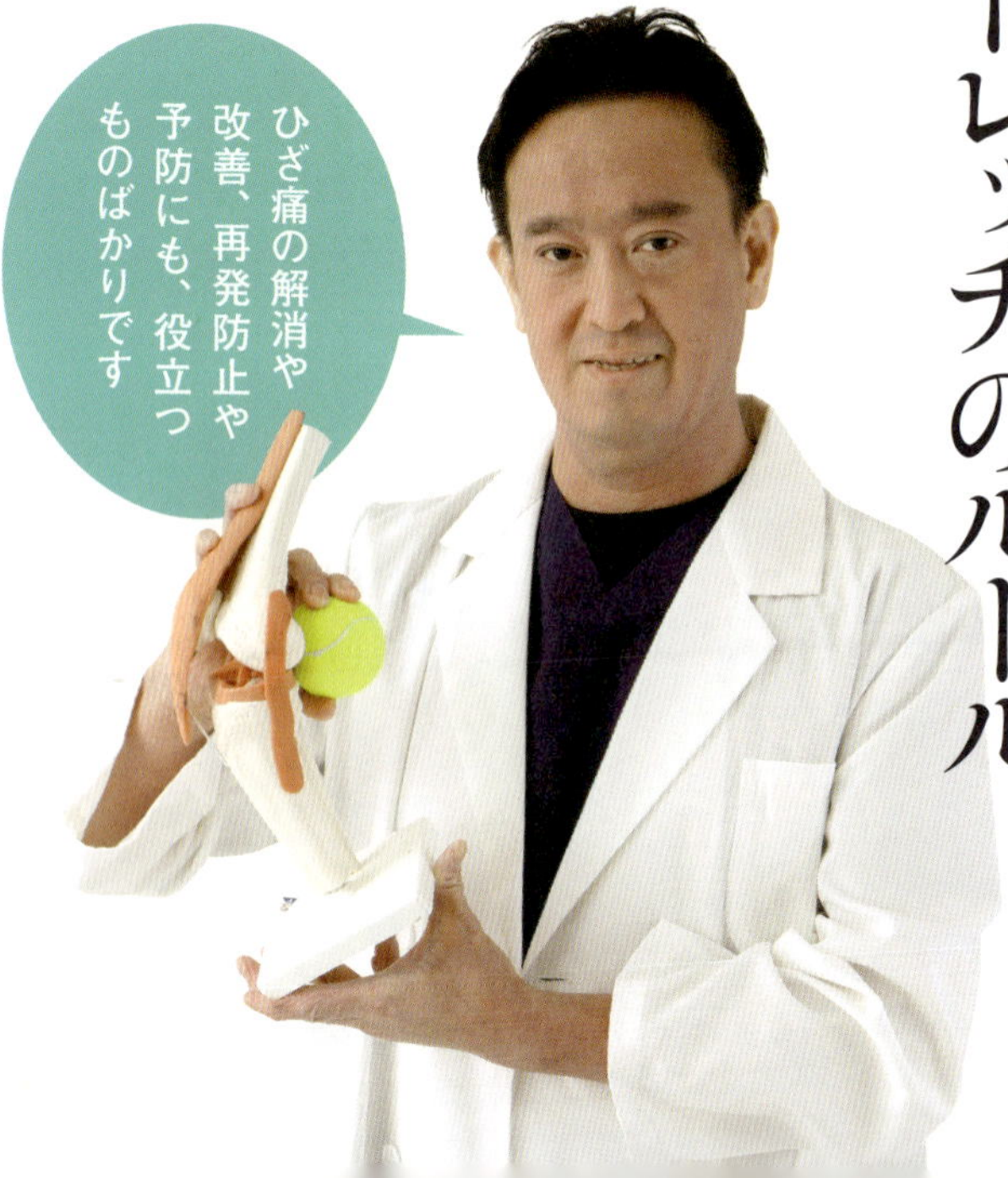
ひざ痛の解消や改善、再発防止や予防にも、役立つものばかりです

ポイント1
セルフチェックの診断結果による目安に沿って実践する

ポイント2
「イタ気持ちいい」と感じる程度の刺激を基準に行う

ポイント3
入浴後・就寝前・起床時に行うといっそう効果的

ポイント4
できるだけ毎日実践し、明確な効果が現れやすい３週間後まで続ける

用意するもの

バスタオルまたはタオルケット１枚
➡ p.40

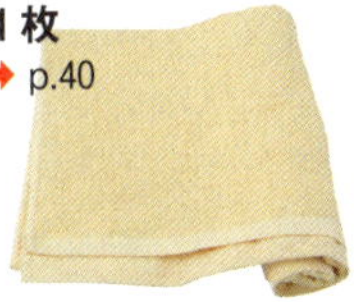

クッションまたは枕１個
➡ p.36

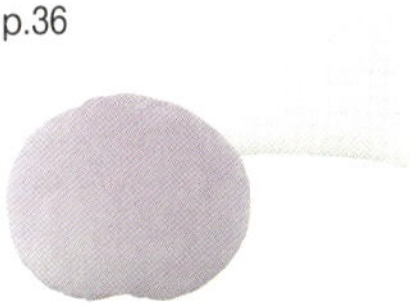

テニスボール２個
➡ p.32、34、44

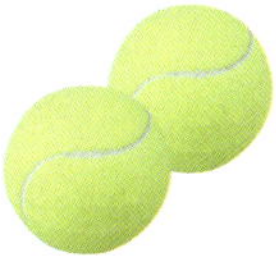

イスや平台
高さ50cmほどのイスやソファ。踏み台や階段などの段差を利用してもよいでしょう。
➡ p.28、38

ハンドタオルや手ぬぐい１枚
➡ p.42

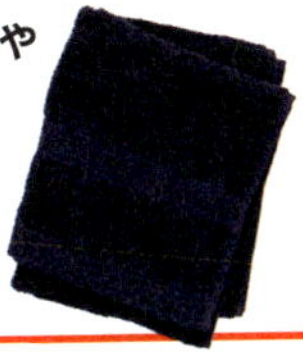

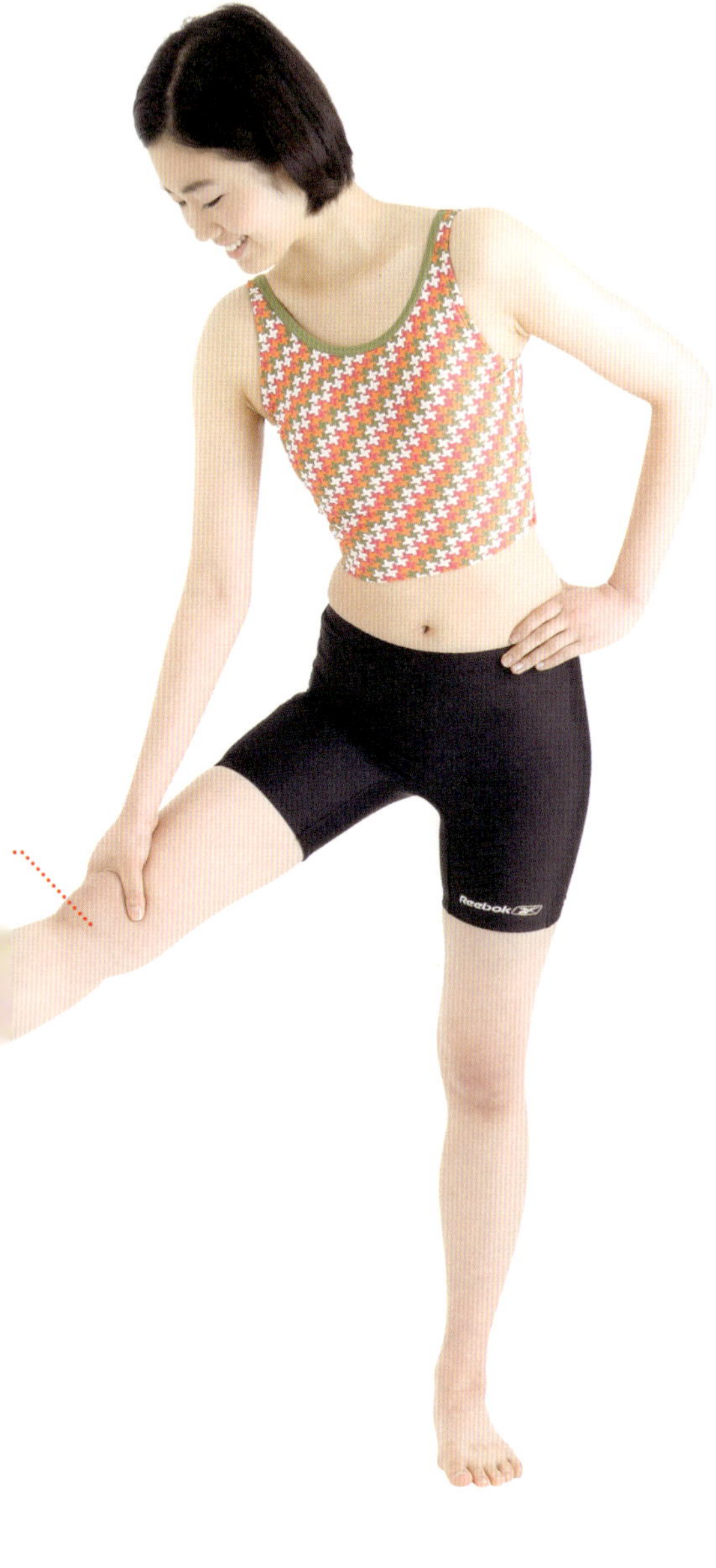

すべての
ひざ痛に
おすすめ

基本の
ストレッチ体操
1

ひざ押しストレッチ

固まり始めて曲げづらくなっている
ひざの関節をしっかり矯正します。
歩行中や座りっぱなしで
痛みが出た際に行えば、
これだけで痛みが消えることも。

用意するもの

イスや平台
脚を乗せるための平台やイスなどを準備しておく。高さの目安は、立ち姿勢でひざの高さと同じ程度のもの。

1

痛いほうのひざを上から押す

まず、片脚を大きく開きながら平台などの上に乗せ、ひざを真っ直ぐ伸ばす。次に、同じ側の手のひらをひざの上に乗せ、ひざに対して垂直の角度で腕をさらにグーッと押し込む。その体勢を30秒間キープ。同じ要領で、反対の脚も行う。回数の目安は、1日2～3回。ひざと同程度の高さまで脚を上げるのがつらい場合は、平台の高さを低くしてもOK。ひざをしっかり押すことが重要なので、なるべく立った姿勢で行うこと。脚の筋肉の力を抜き、太ももから足首までが一直線になるようなイメージで行うと効果的。

ポイント

ひざをとにかく真っ直ぐに!

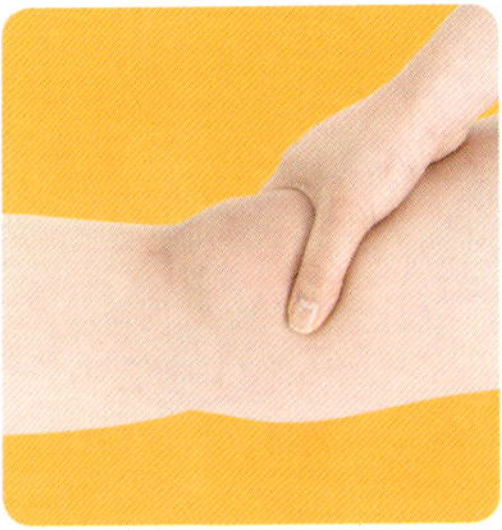

ひざ痛があるほうの脚は、特に念入りにケアすること。ひざ裏がピンと伸び、脚が真っ直ぐな状態に近づくほど効果が高まる。

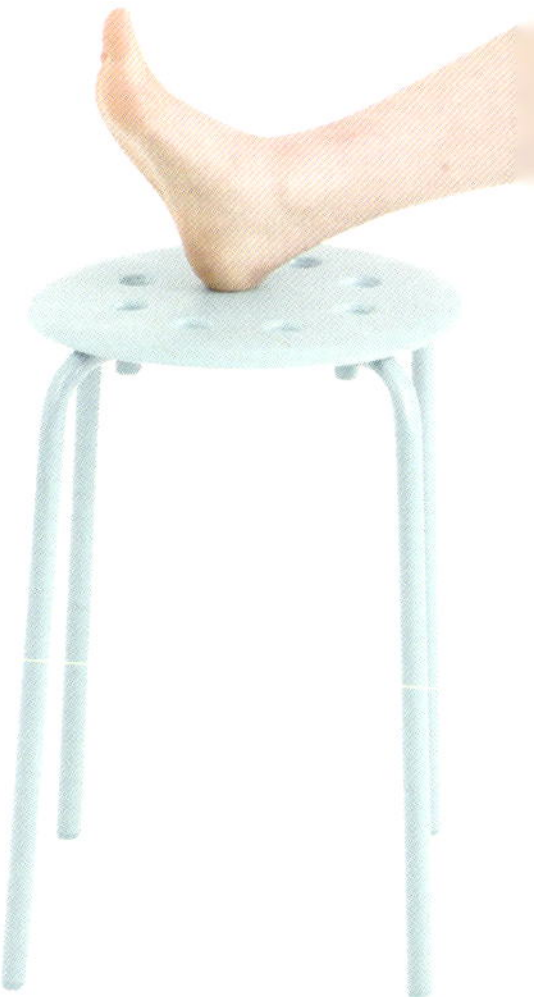

すべての
ひざ痛に
おすすめ

基本の
ストレッチ体操
2

入浴ひざ曲げ伸ばし体操

入浴で温まったひざ関節は、いつもより柔らかくなっているもの。これまで固まっていた関節に柔軟性を取り戻し、可動域を広げる絶好のチャンスです！

用意するもの
なし

1

バスタブのお湯の中でひざを伸ばす

入浴中、浴槽に張った39度程度のお湯に首まで浸かって10分間ほど温まったら、両脚を真っ直ぐ伸ばした姿勢を取り、手のひらをひざの上に乗せて腕を押し込み、ひざを真っ直ぐにした状態を30秒間キープ。浴槽で足が伸ばせない場合は正座バージョンを。

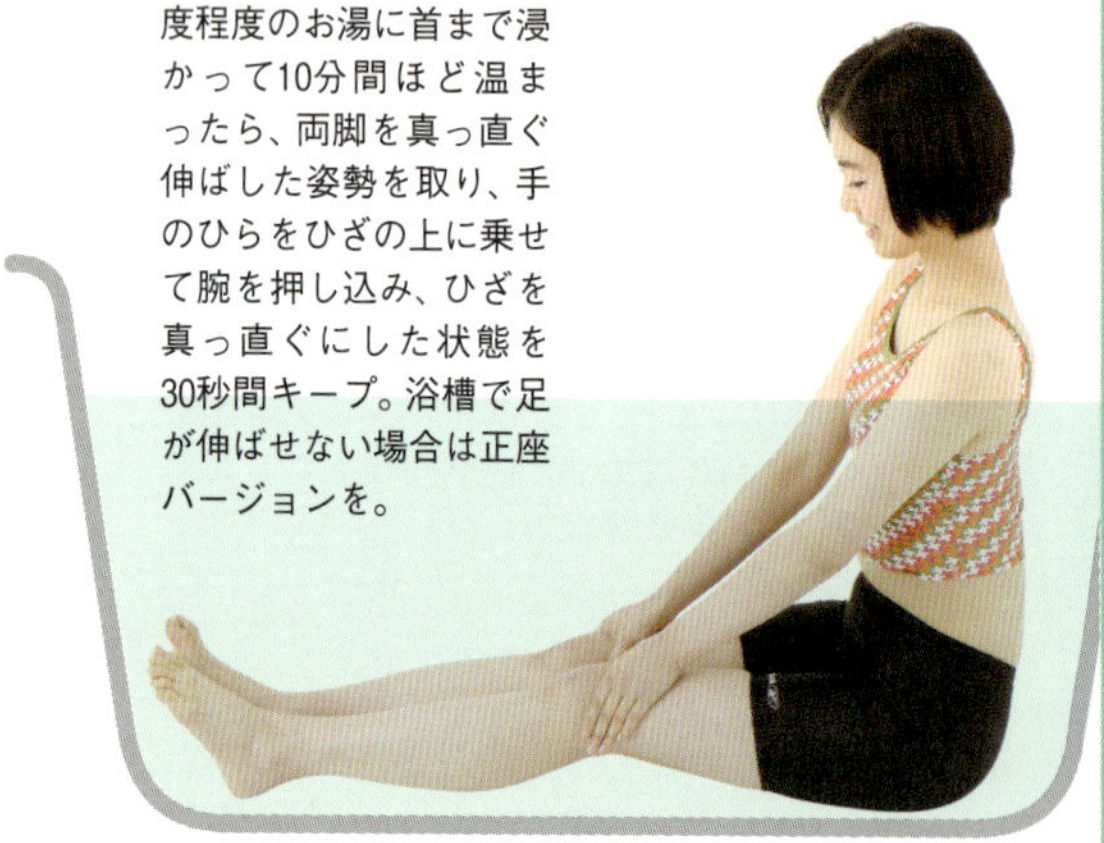

2

最大限にひざを曲げる

次に、両手を左右のひざ下に添えて太ももを胸元に引き寄せ、かかとがお尻につくぐらいまでひざを最大限に曲げた状態を30秒間キープ。

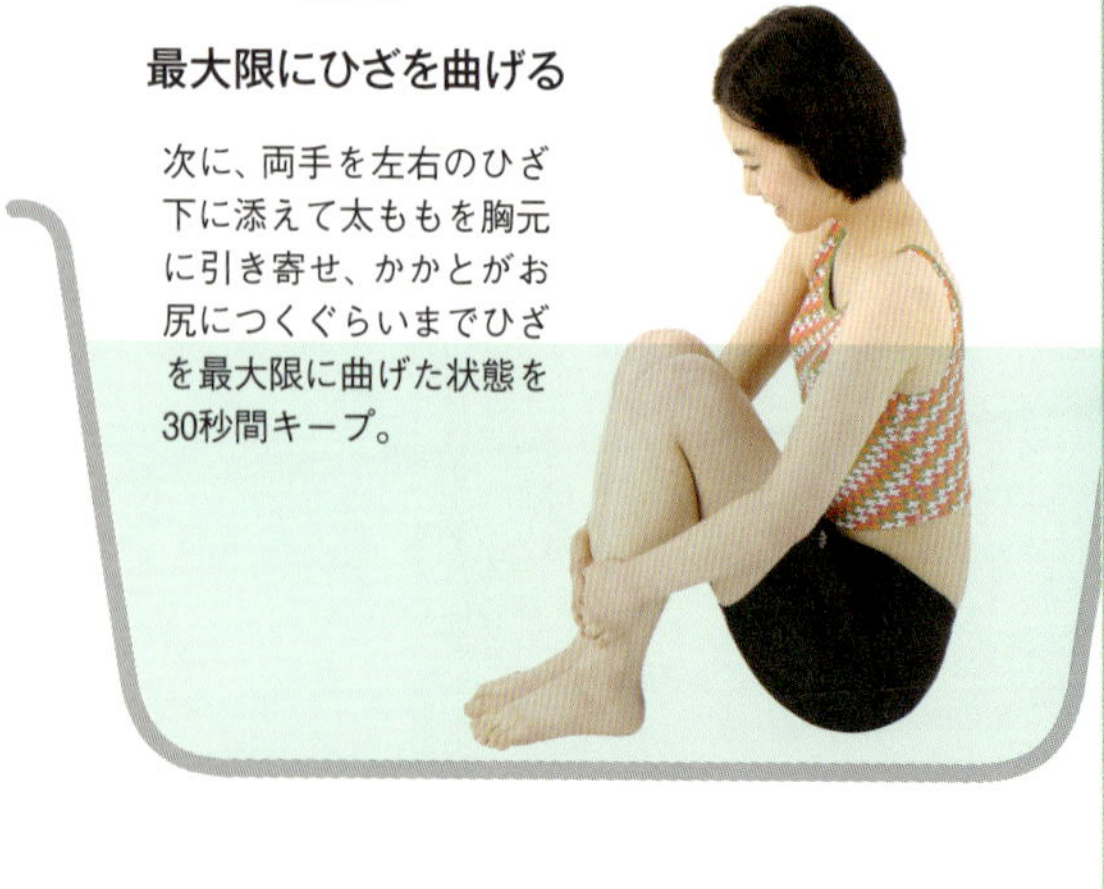

3

立ち上がって
ひざを片方ずつ
伸ばす

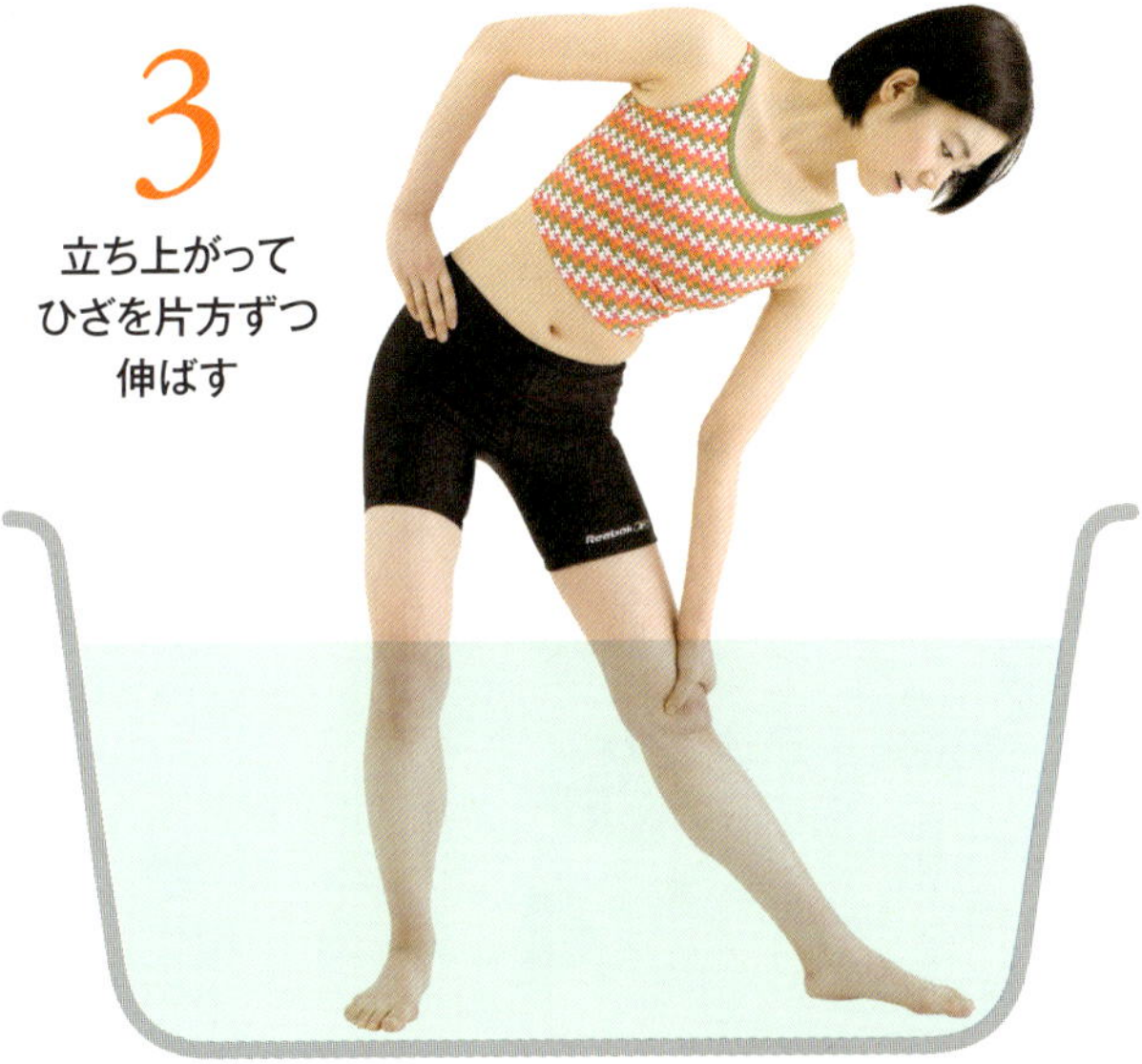

浴槽の中で立ち上がり、片方ずつひざを伸ばす。このとき、伸ばすひざと同じ側の手のひらをひざ上に乗せ、上半身の体重をかけるようにしながら腕をグーッと押し込み、最大限にひざが伸びた体勢を30秒間キープ。同じ要領で、反対の脚も行う。**1**～**3**を１セットとして、毎日の入浴のたびに行う。すべったり転倒しないように注意して。

正座バージョンに
チャレンジしてもOK

普段、正座をするのがつらい人は、お湯の温熱効果と浮力を利用して、正座に挑戦するのも可。ひざの可動域を広げる作用がいっそう高まるが、決して無理はせず、30秒間正座したら、脚を崩して30秒間ひざをゆるめて。

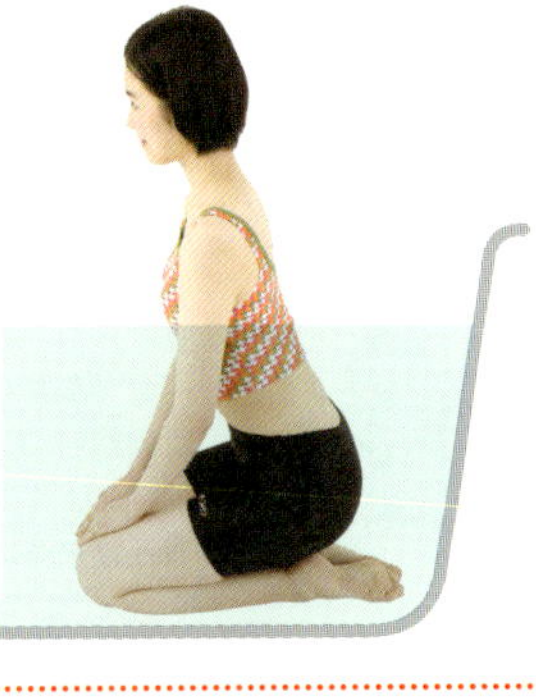

すべてのひざ痛におすすめ

基本のストレッチ体操 3

ひざのテニスボールストレッチ

ひざの関節内のスペースが広がります。ひざの上下にある腱や靭帯の炎症や、軽度の変形性膝関節症なら、この体操だけで治ることも！

用意するもの

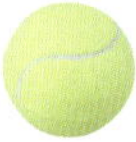

テニスボール１個
硬式用のテニスボールを１個準備しておく。

1

ひざの裏にボールをセット

たたみやフローリングなど硬めの床に座り、あらかじめ用意しておいたテニスボール１個を、片脚のひざ裏中央にくるようにセットする。

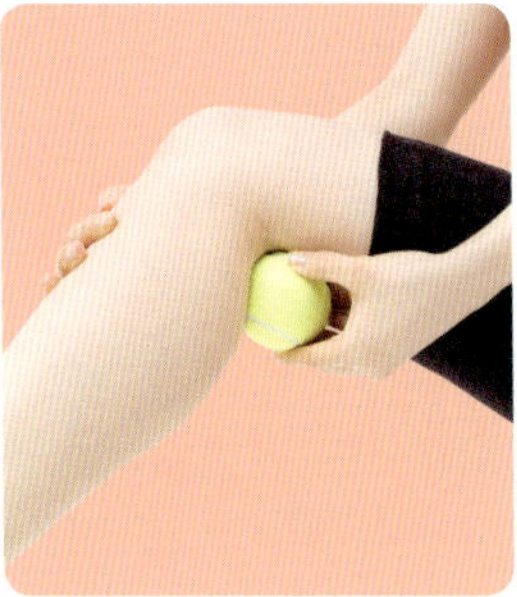

3

30秒間、仰向けに寝る

そのまま仰向けに寝て、ひざをしっかり曲げた体勢をとったら、30秒間キープ。同じ要領で、反対の脚も行う。回数の目安は、１日１～３回。ひざの関節の隙間を広げるようなイメージで行うと効果的。

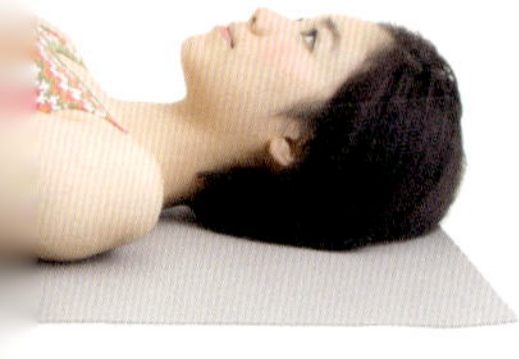

ポイント

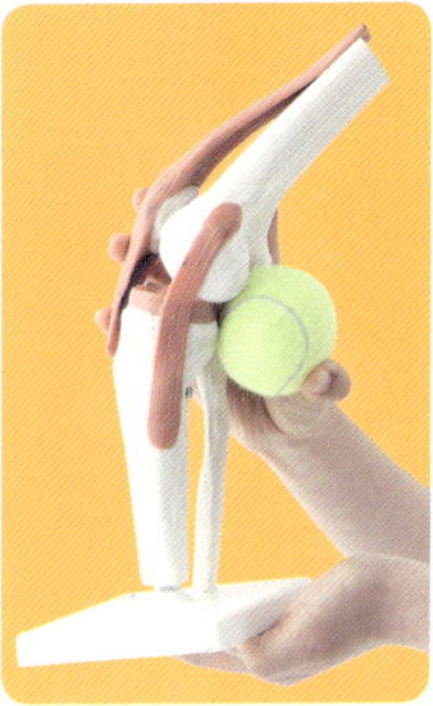

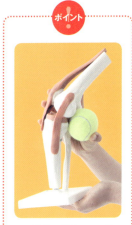

この体操の目的は、ひざの関節内の「狭くなった空間を広げること」。ですから、ひざを曲げることだけに意識を集中するのはNG。「太ももの骨（大腿骨）とすねの骨（脛骨）の間を引き伸ばすようにしながら、ひざを曲げる」のが、正解です。

2

すねを押さえて、ひざを曲げていく

両手を組んですねに当て、脚を抱え込むように力を加えながら、ひざを曲げていく。テニスボールの位置がズレないように要注意。

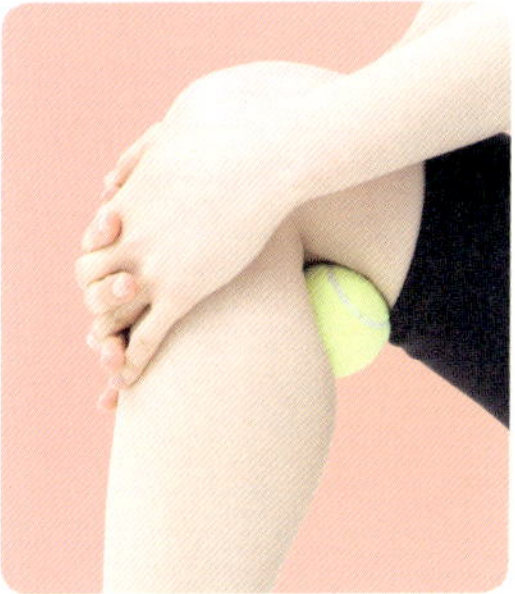

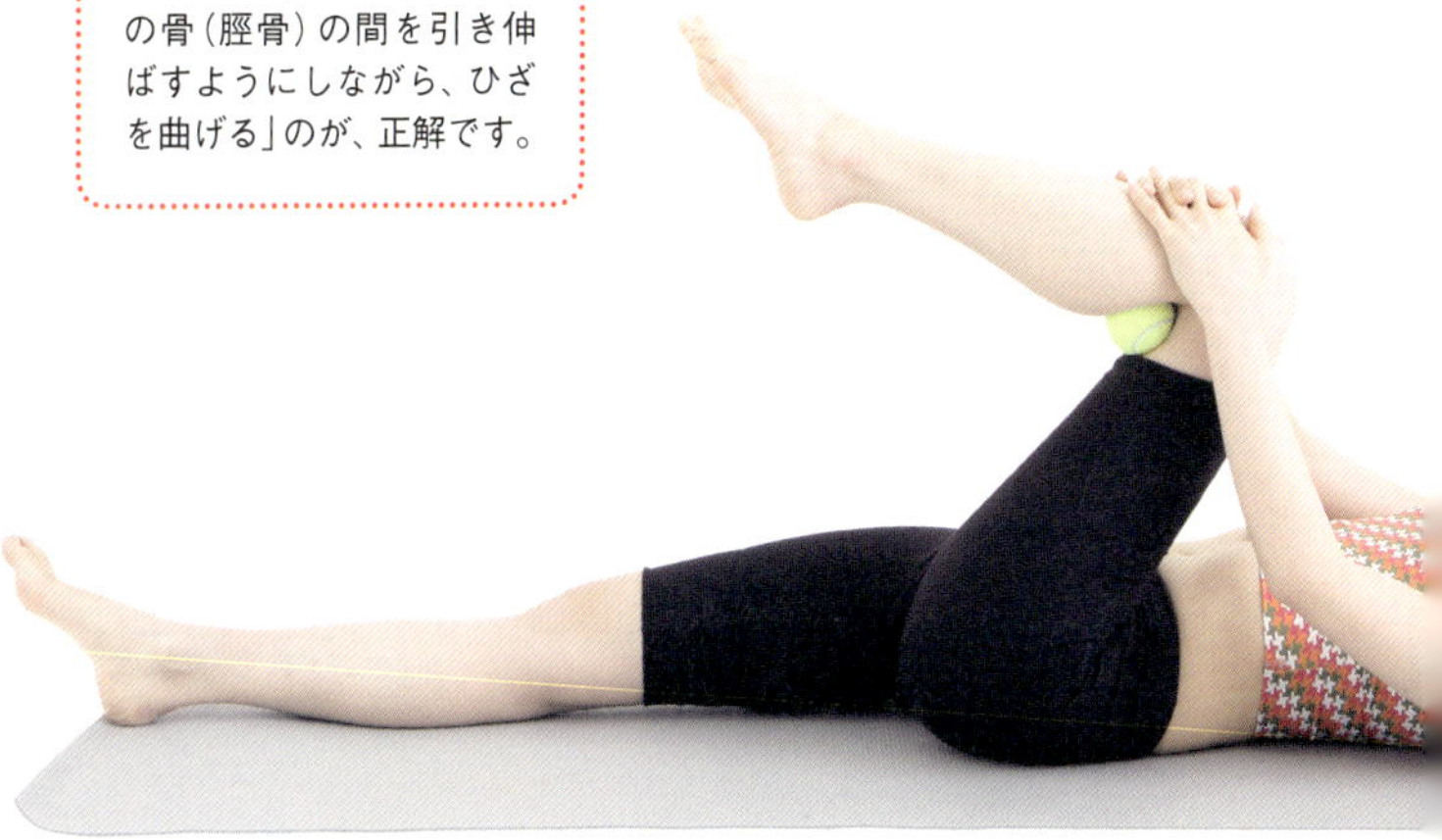

すべての
ひざ痛に
おすすめ

基本の
ストレッチ体操
4

腰のテニスボールストレッチ

ひざの関節と密接に関係している腰の仙腸関節《せんちょうかんせつ》もじゅうぶんにケア。仙腸関節を的確に矯正できるので、重心のかけ方や姿勢がよくなり、腰痛解消にも効果がある体操です。

1

2個のテニスボールを固定する

2個のテニスボールをぴったりつけた状態にし、ずれないようにガムテープなどでしっかり固定する。

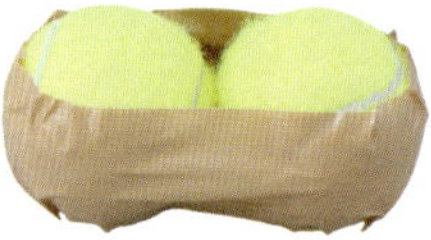

2

尾骨《びこつ》の位置に握りこぶしを当てる

お尻の割れ目の上の出っ張った部分＝尾骨に握りこぶしを当てる。

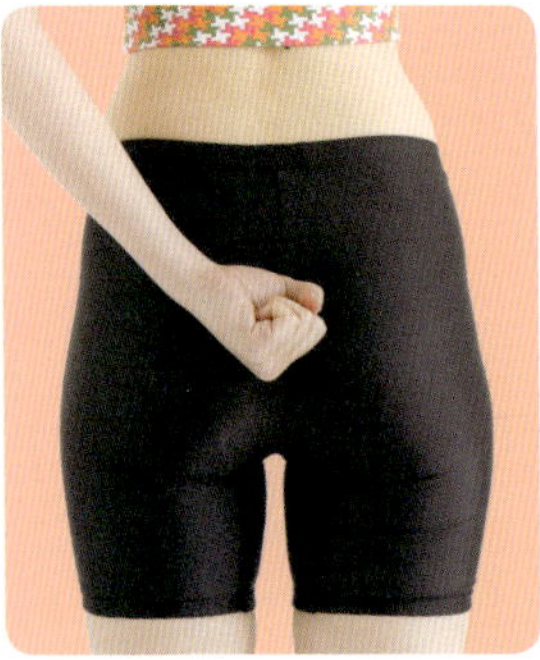

5

1～3分間、仰向けに寝る

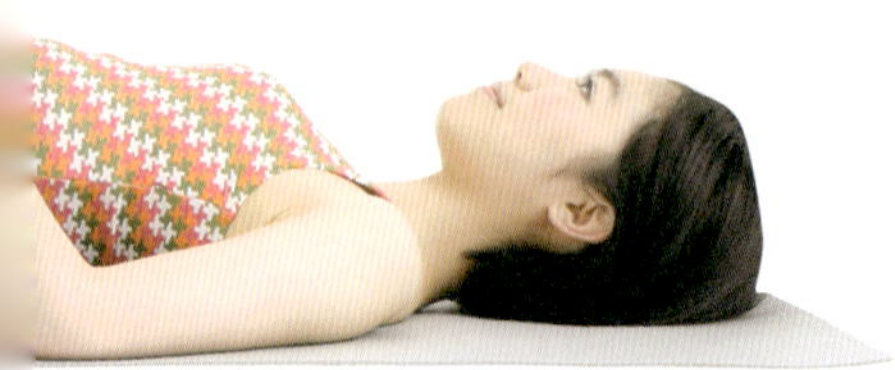

用意するもの

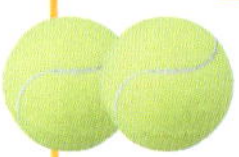

テニスボール2個
硬式用のテニスボール2個とテープを準備。

3

握りこぶしの上に
テニスボールを乗せる

握りこぶしの上の位置＝仙腸関節に、1のテニスボール2個を左右中央にくるよう乗せる。

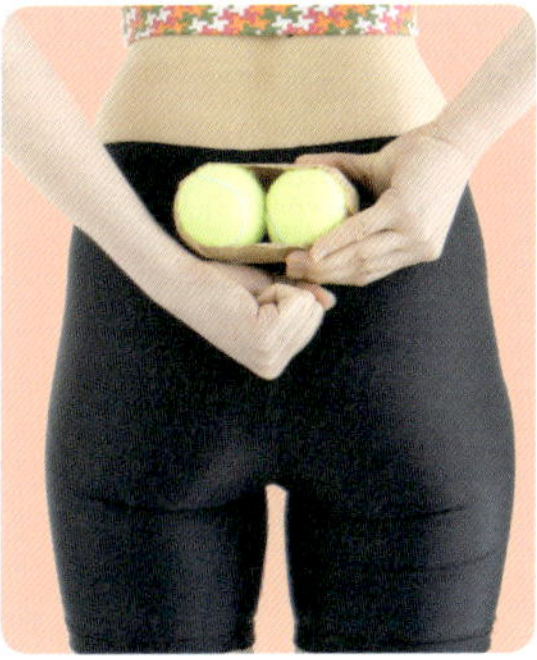

4

仙腸関節への
ボールのセット完了

テニスボールの位置はそのままで、握りこぶしだけを外す。これで、仙腸関節へのボールのセット完了。

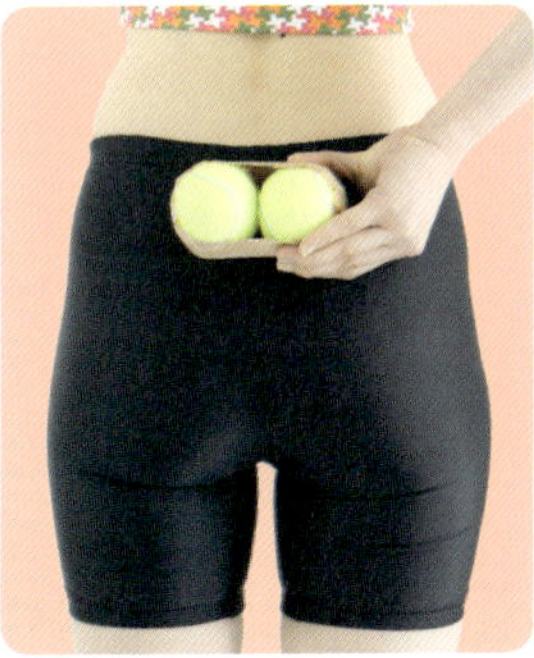

テニスボールの位置がずれないように注意しながら、たたみやフローリングなどの硬めの床の上に仰向けに寝て、その体勢を1～3分間キープ。回数の目安は、1日1～3回。

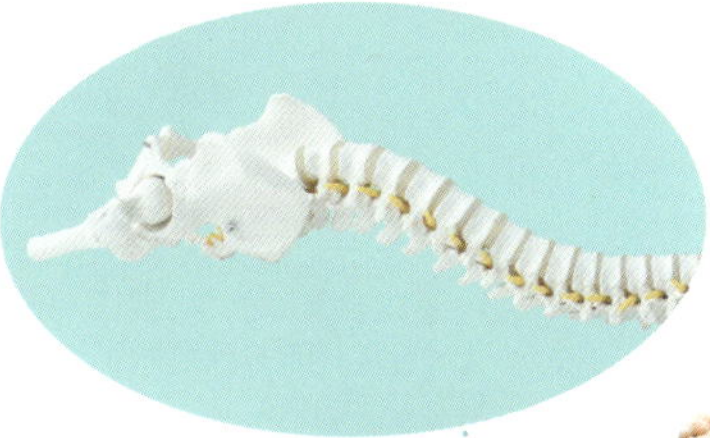

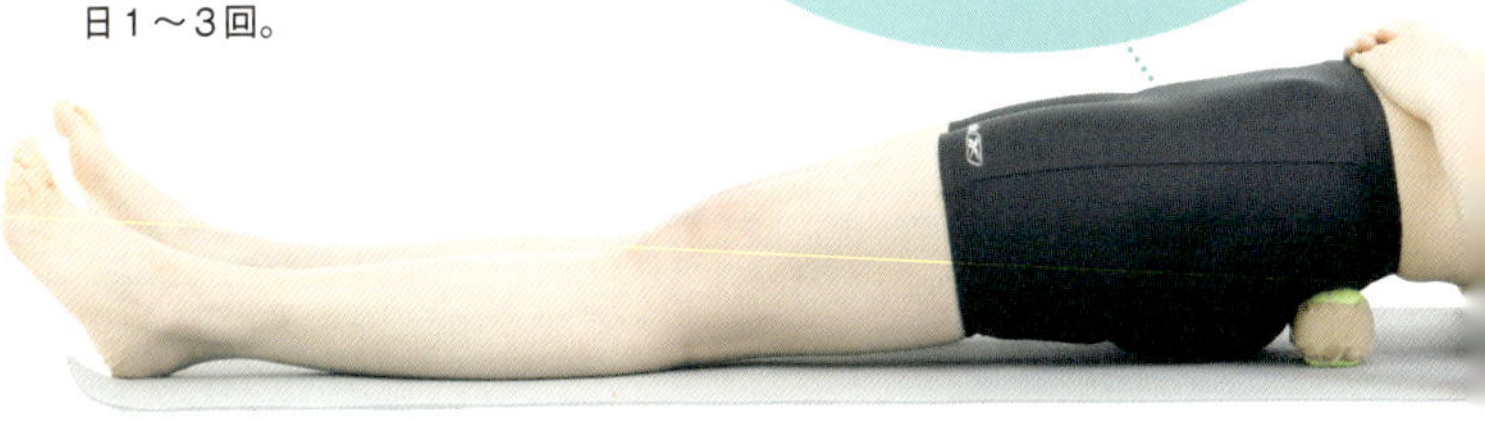

ひざ関節の
機能アップ

内側広筋《ないそくこうきん》
ゆるめの体操
5

クッション挟み体操

普段はあまり使われず、衰えがちな筋肉の機能を向上させます。ひざの関節を安定させるうえ、痛みの解消効果もある体操です。

1

クッションを両ひざで挟む

イスに座り、両脚を肩幅程度の幅で広げ、両脚のひざの内側部分でクッションを挟み込む。

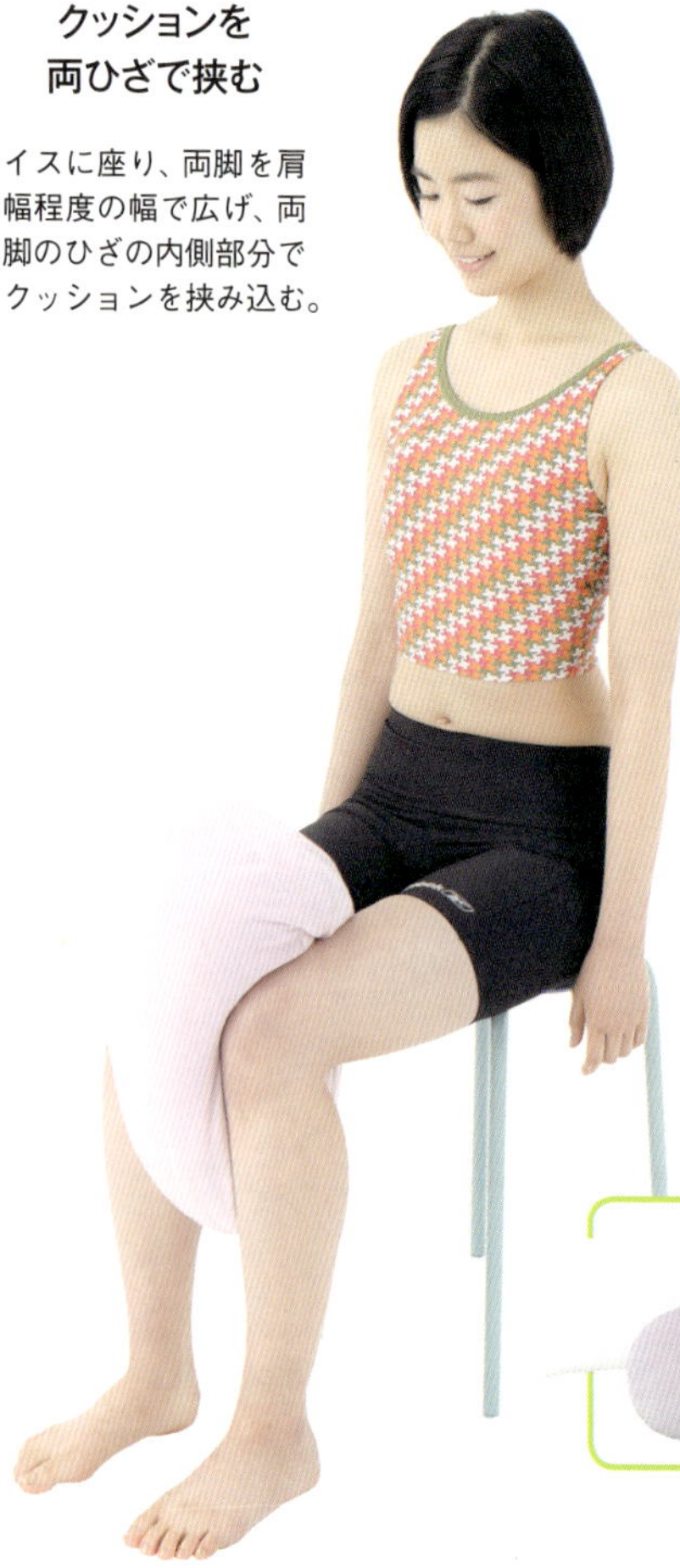

用意するもの

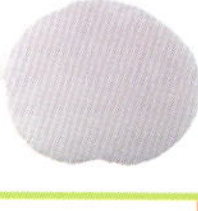

クッション、または枕
極端にフワフワしたものではなく、なるべく厚めで弾力のあるものを準備しておく。

2

そのまま立ち上がる

クッションを落とさないよう、両脚をグーッと締めながら立ち上がり、その体勢を30秒間キープ。1と2を１セットとして、回数の目安は１日１～３セット。ひざの内側の上にある太ももの筋肉（内側広筋）をきちんと動かすように意識すると効果的。

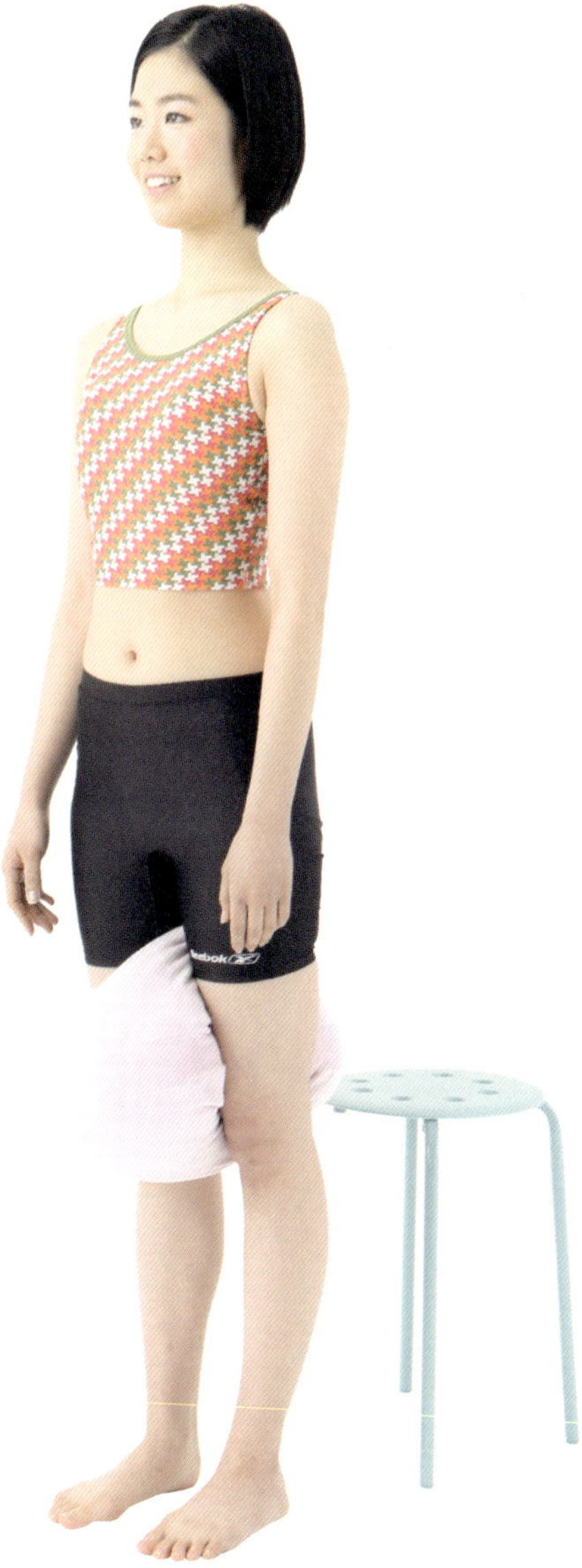

太ももの
機能を正常化

大腿直筋《だいたいちょっきん》
ゆるめの体操
6

太もも伸ばしストレッチ

知らぬ間にひざを曲げていて緊張・硬直している太ももの筋肉に、弛緩・柔軟の作用をもたらします。丸まった腰を矯正する効果もあり。

用意するもの

イスや平台
脚を乗せるための平台やイスなどを準備しておく。高さの目安は、立ち姿勢でひざの高さと同じ程度のもの。

1

ひざ下をイスの上に乗せる

イスや平台の前に立ち、片脚のひざ下部分をその上に乗せる。両手は腰の左右に当てる。ふらつく場合は壁に手をそえるなどして、転倒に注意して。

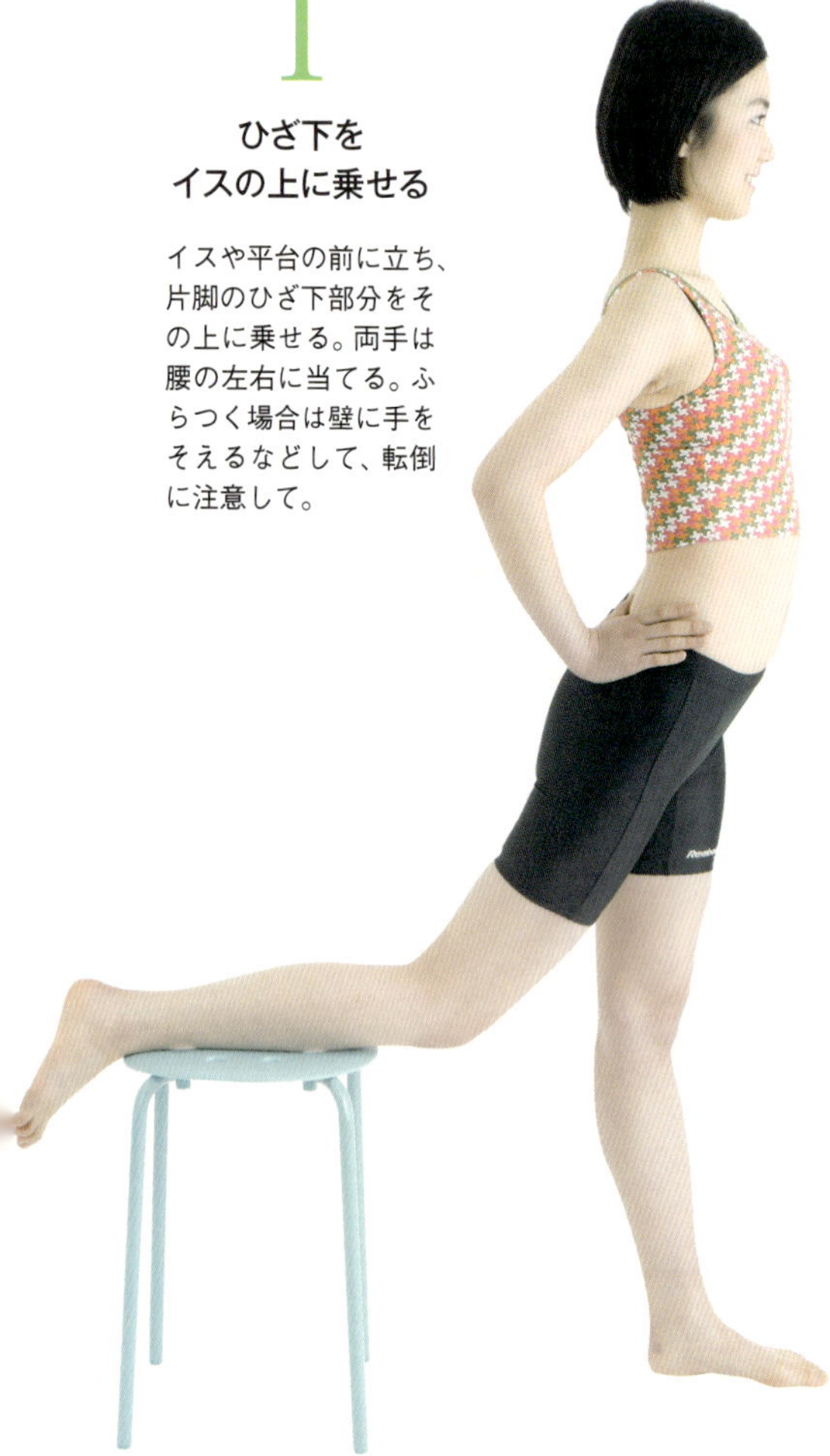

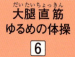

2

前方のひざを曲げて腰を落とす

イスに乗せたほうの脚の力を抜き、その脚のひざの位置は動かさず、腰を手で押して反らせるようにしながら、前方に出ている脚のひざを曲げて腰を落とす。反対の足も同様に行う。その体勢を30秒間キープ。1と2を1セットとして、回数の目安は1日1～3セット。イスに乗せた脚の太もも前面中央を走る筋肉（大腿直筋）から、股関節・仙腸関節までの"ライン"を伸ばすように意識すると効果的。

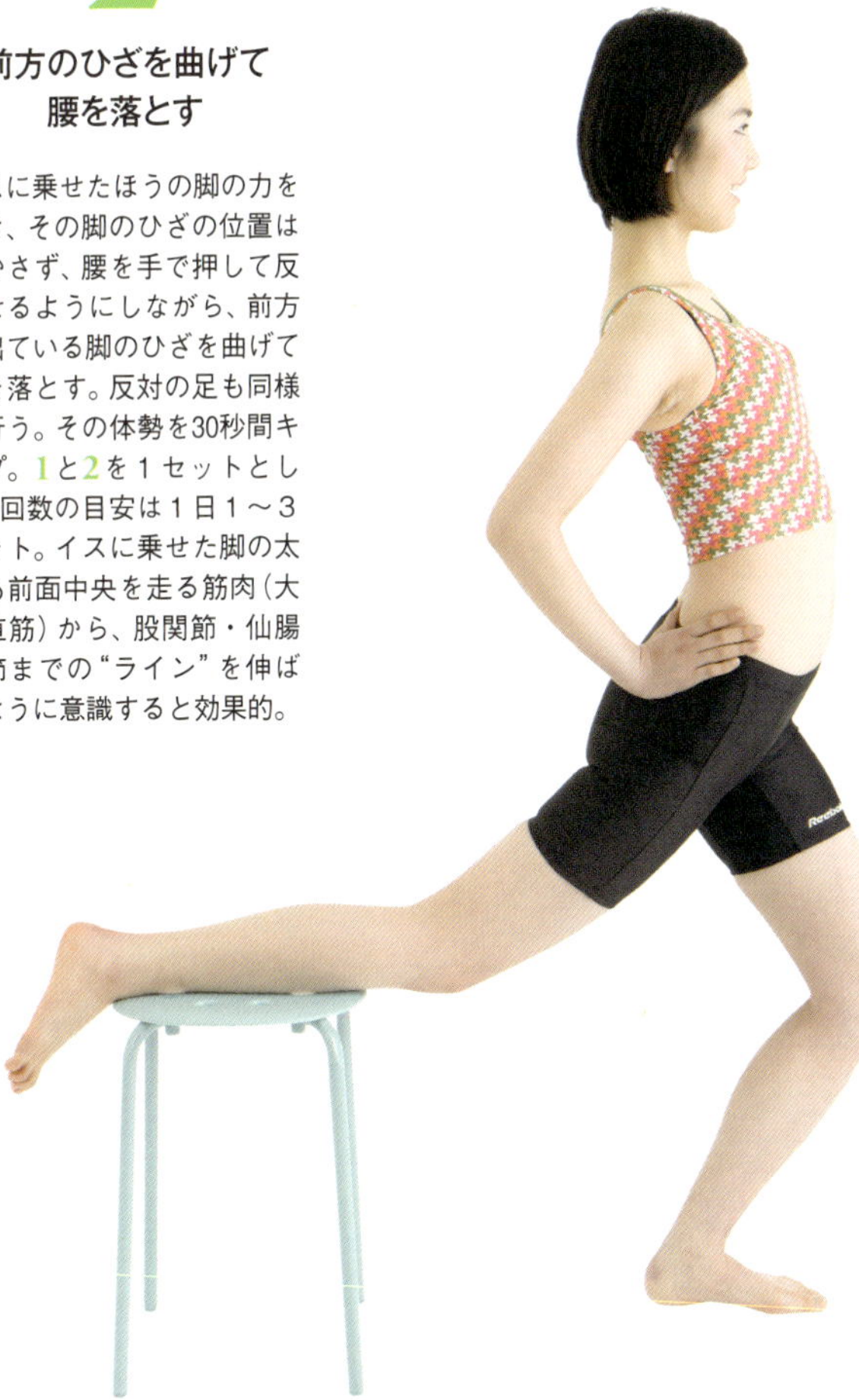

就寝中に
O脚を矯正

O脚対策の
体操
7

タオルケットぐるり巻き

ひざの伸展、外旋の矯正と、ダブルの効果が備わった体操。毎晩眠っている間に、ひざ痛解消がどんどん近づく！

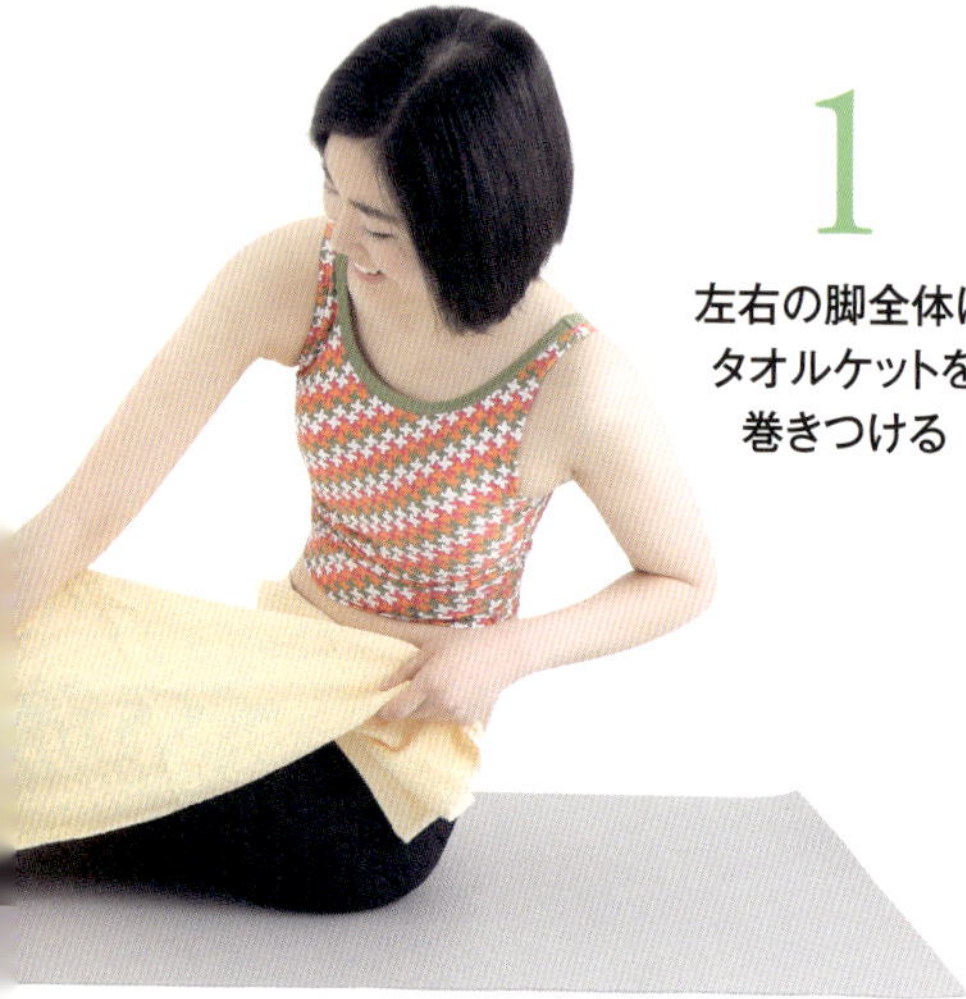

1

左右の脚全体に
タオルケットを
巻きつける

2

そのまま眠る

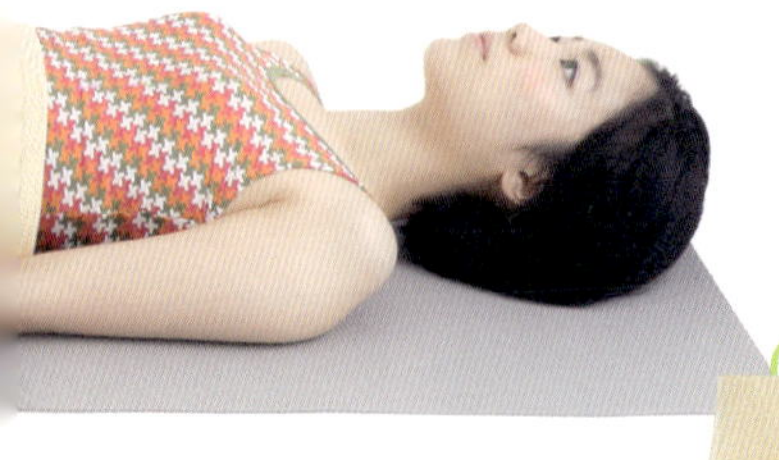

用意するもの

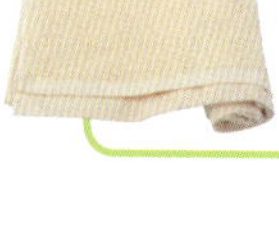

タオルケットや大きめのバスタオル
バスタオルを使う場合は、下半身をすっぽり包める程度の大きさのものを準備する。

ポイント

ひもで両脚を縛ってもOK

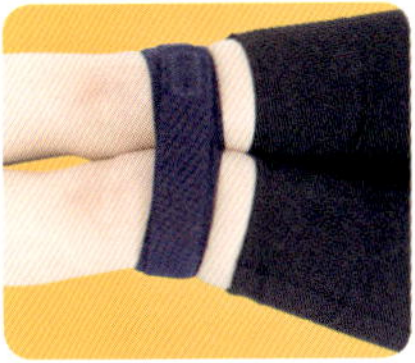

タオルケットを巻きつけるのが面倒な場合は、両脚をピタリとつけた状態で、ひざ上と足首の２カ所を軽くひもで固定してもOK。ただし、寝返りが打てないなど苦痛を感じた場合は中止し、右の方法に戻ること。

就寝時、敷き布団の上にタオルケットを置き、そのタオルケットの左右真ん中の位置に座る。タオルケットの左右の端を持ち、自分の左右の脚をそれぞれ包むように引っ張りながら、ぐるりと巻きつける。

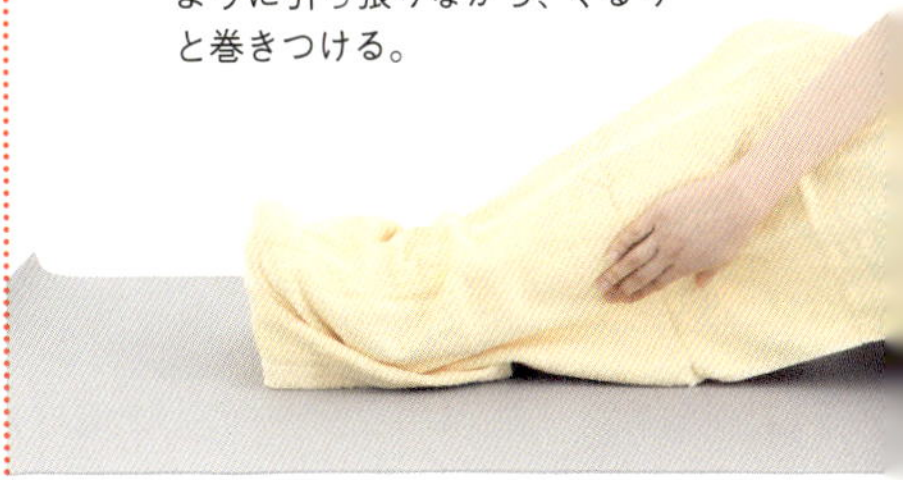

最後に、タオルケットの両端を内股に差し入れ、両脚が真っ直ぐな状態で固定してから、そのまま眠る。寝返りでタオルケットがずれたり外れたりしてもOK。眠りにつくまでの体勢として、就寝のたびに行う。

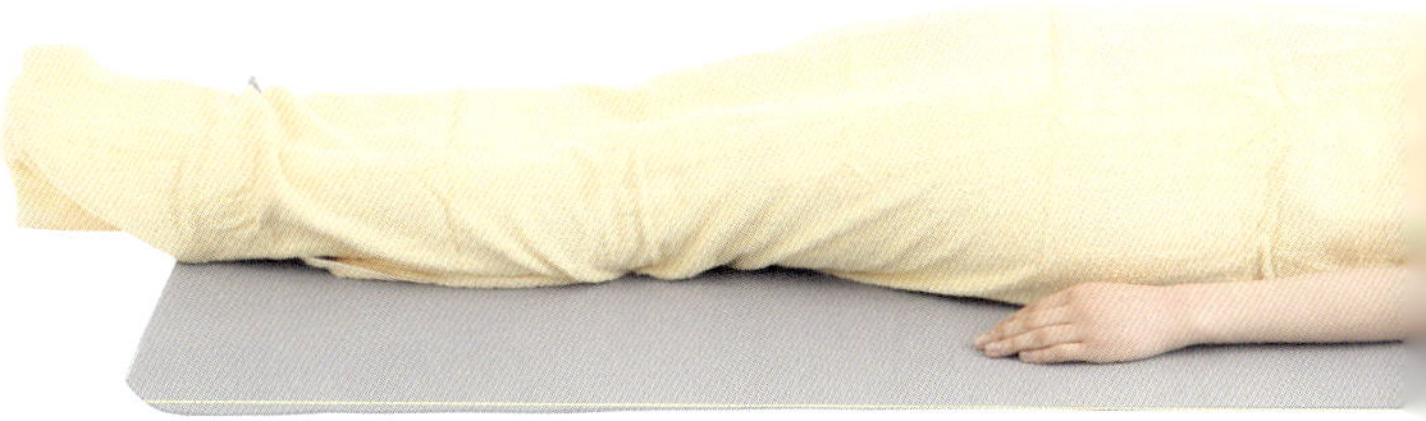

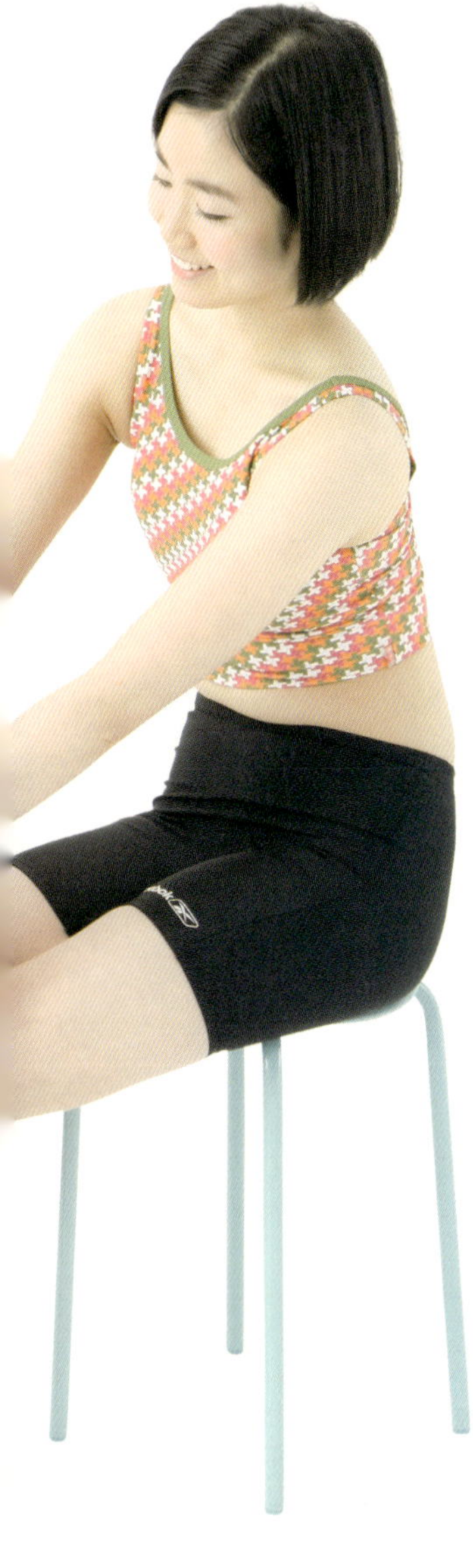

腓腹筋《ひふくきん》を
リフレッシュ

ひざの伸展
&安定体操
8

タオル引っ張り体操

ひざを伸ばす作用に加えて、疲弊したふくらはぎの筋肉をリフレッシュする作用も兼備。関節を下から支える力が安定！

用意するもの

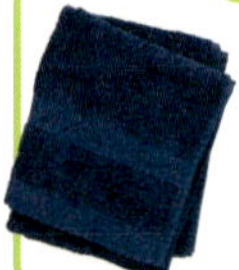

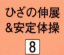

バスタオルや
大きめのフェイスタオル
タオルの両端を持って、左の写真の体操ができるだけの長さのものを準備する。

ポイント

足首が左右に傾いた
状態で引っ張らない!

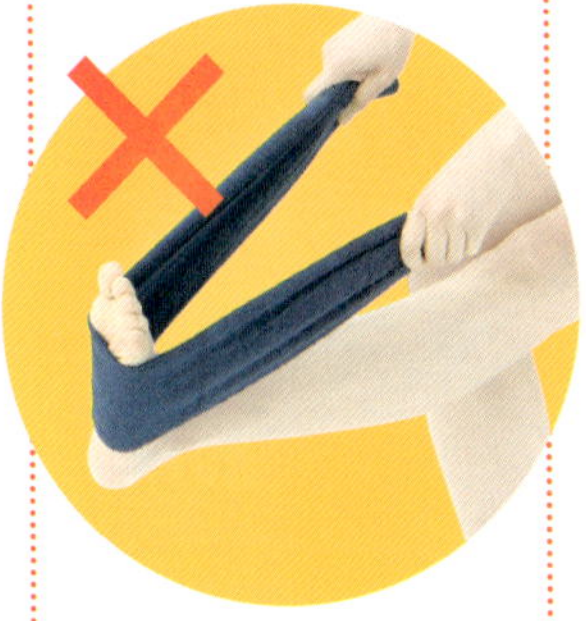

足首が左右どちらかに傾いた状態で引っ張ると、肝心の作用がほとんど発揮されず、足首やひざの関節、周囲の筋肉にもあまりよくないので要注意。

1

足裏に引っ掛けた タオルを引き寄せる

イスに座ってタオルの両端を持ち、片方の足裏のつま先に近い部分にタオルを引っ掛けたら、ひざを真っ直ぐな状態にしたままで両腕を手前にグーッと引き寄せる。その体勢を30秒間キープ。同じ要領で、反対の脚も行う。回数の目安は、1日1～3回。脚の筋肉の力を抜き、太ももから足首までが一直線になるようなイメージで行うと効果的。

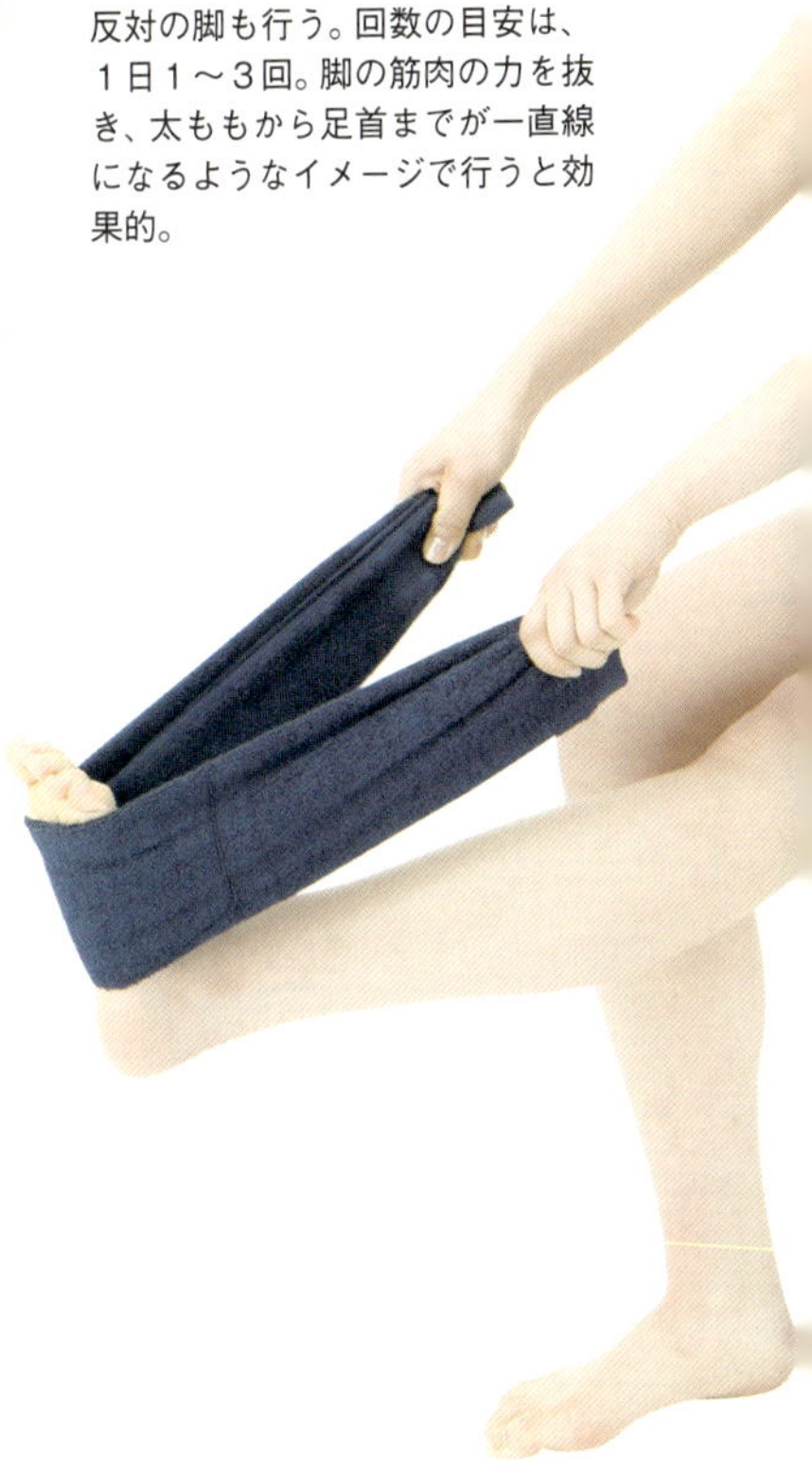

ひざへのダメージを減らす

足裏のアーチの体操

9

足裏テニスボールつぶし体操

本来あるべき「足裏のアーチ」を復活させて、浮き指を解消。地面からの衝撃を緩和できるようになり、ひざへのダメージを軽減！

用意するもの

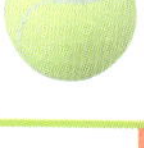

テニスボール１個
硬式用のテニスボールを１個準備しておく。

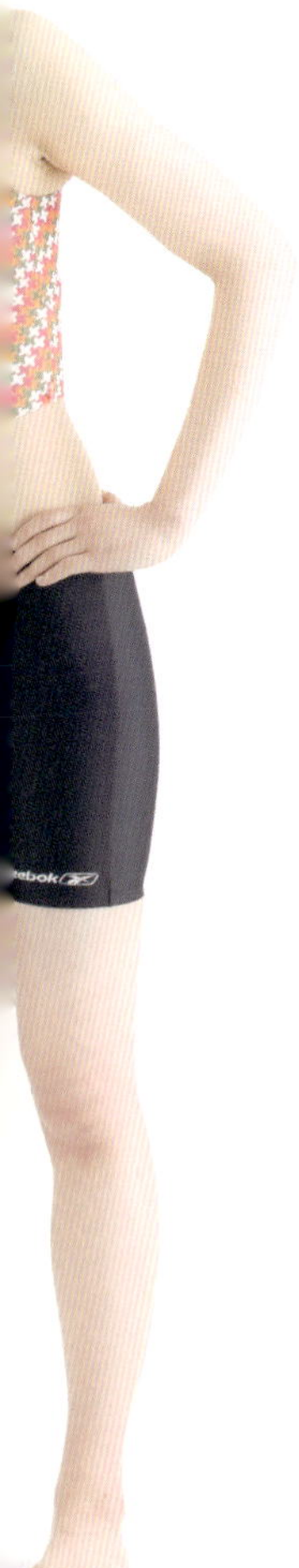

1

足裏の「土踏まず」の上部にボールをセット

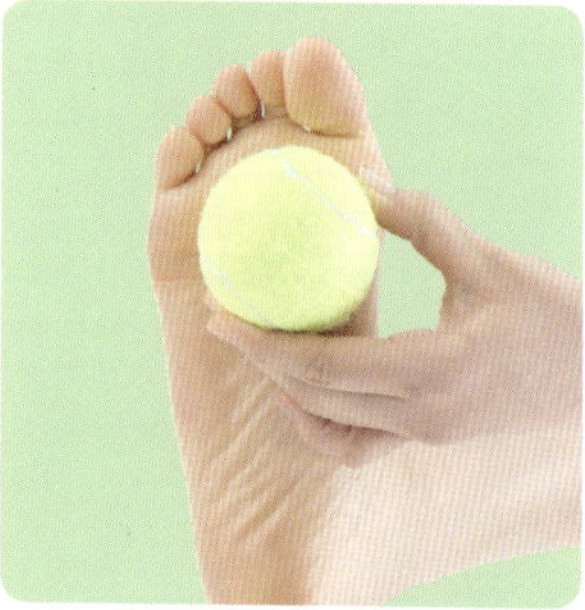

たたみやフローリングなど硬めの床の上で裸足になって立ち、あらかじめ用意しておいたテニスボール１個を、足裏の「土踏まず」の上の部分にくるようにセットする。

2

ボールに少しずつ体重をかけていく

体が不安定になるのを防ぐため、イスや机などに軽くつかまってから、ボールに少しずつ体重をかけていく。

3

最大限つぶした状態をなるべくキープする

ボールを最大限つぶした状態をできるだけキープし、ボールがずれてしまったら再び同じことを繰り返す。同じ要領で、反対の足裏でも行う。つぶす動作を繰り返す時間の目安は、約1分間。床方向に足の指の力を入れながら、ボールを握りつぶすようなイメージで行うと効果的。

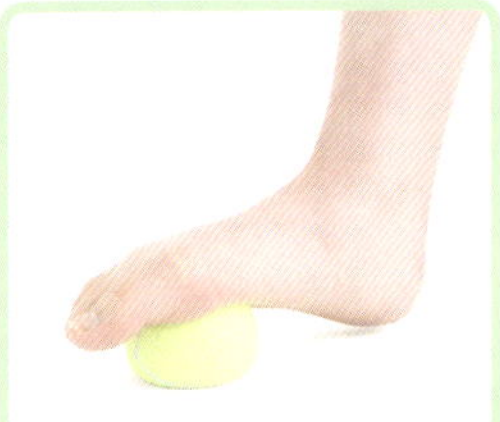

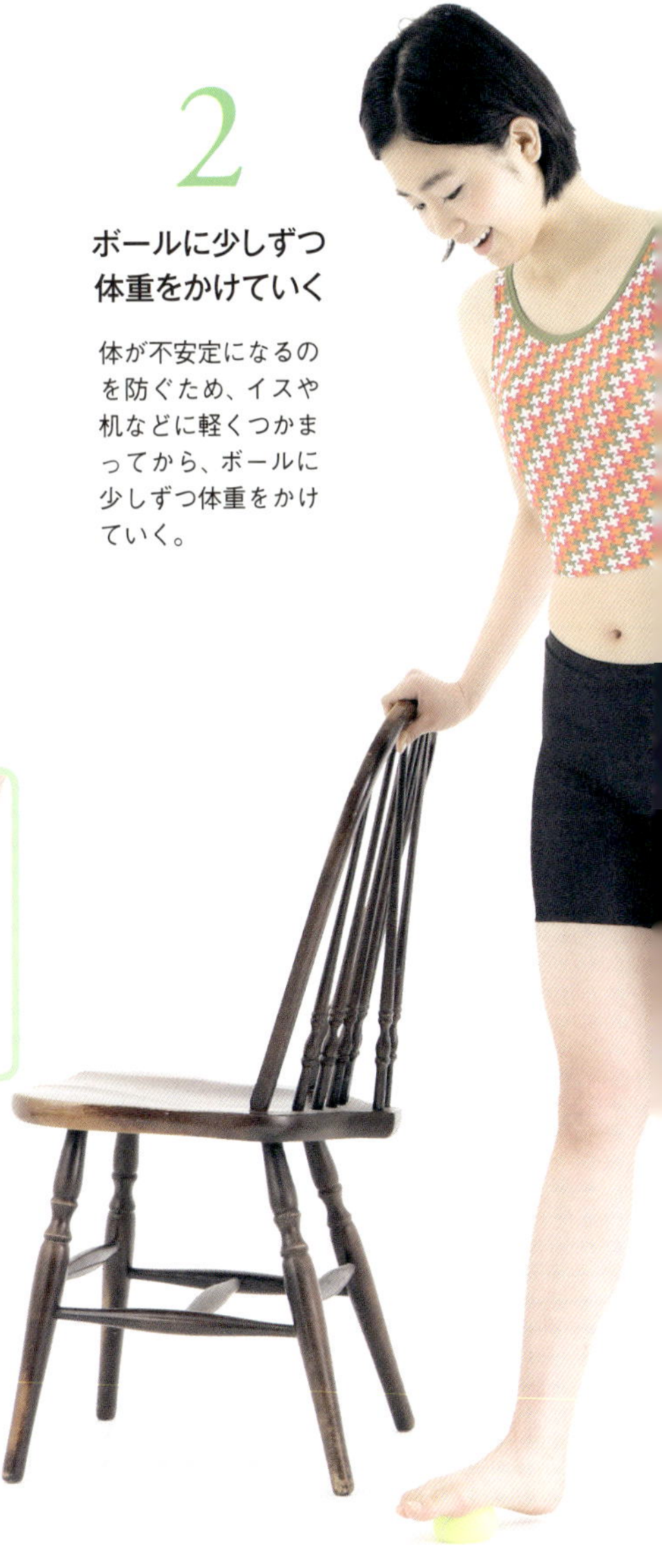

動作を
始めるときの
痛み予防

スタートペイン
対策の体操
10

ひざのお皿回し体操

関節内の関節液の循環がよくなり、傷ついた組織の修復も促進。ひざの可動域が即座に広がるため、動き始めの痛み防止に最適！

用意するもの
なし

1

ひざのお皿の縁に指が沿うように当てがう

床に座って脚の力を抜いたら、ひざのお皿の骨（膝蓋骨）の縁に両手の親指と人差し指の腹が沿うように当てる。

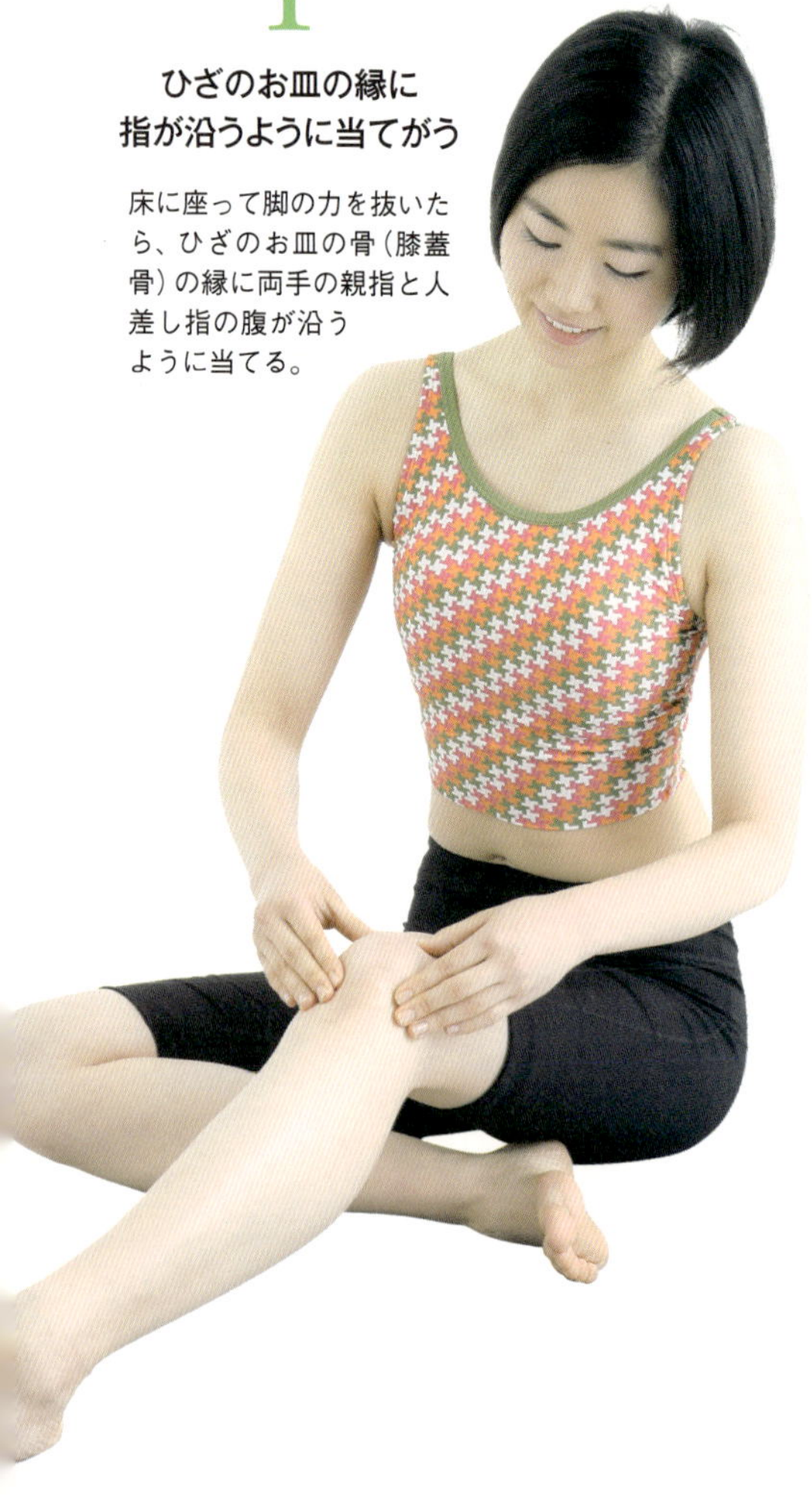

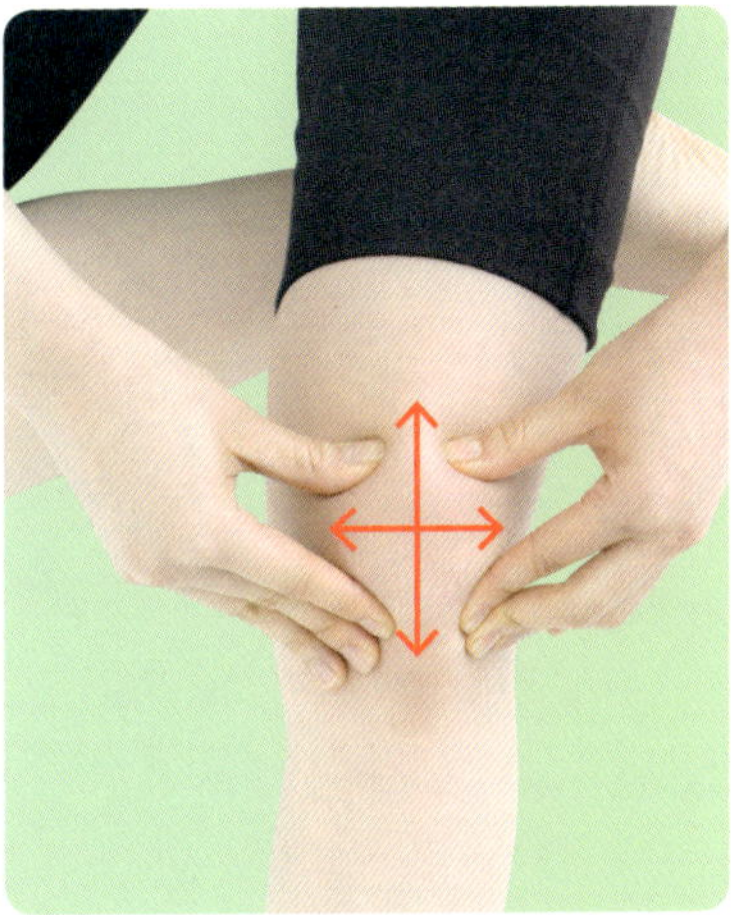

2

前後左右にお皿を動かす

そのまま、前後左右に30秒間ほど手を動かし、お皿ができるだけ動くようにする。

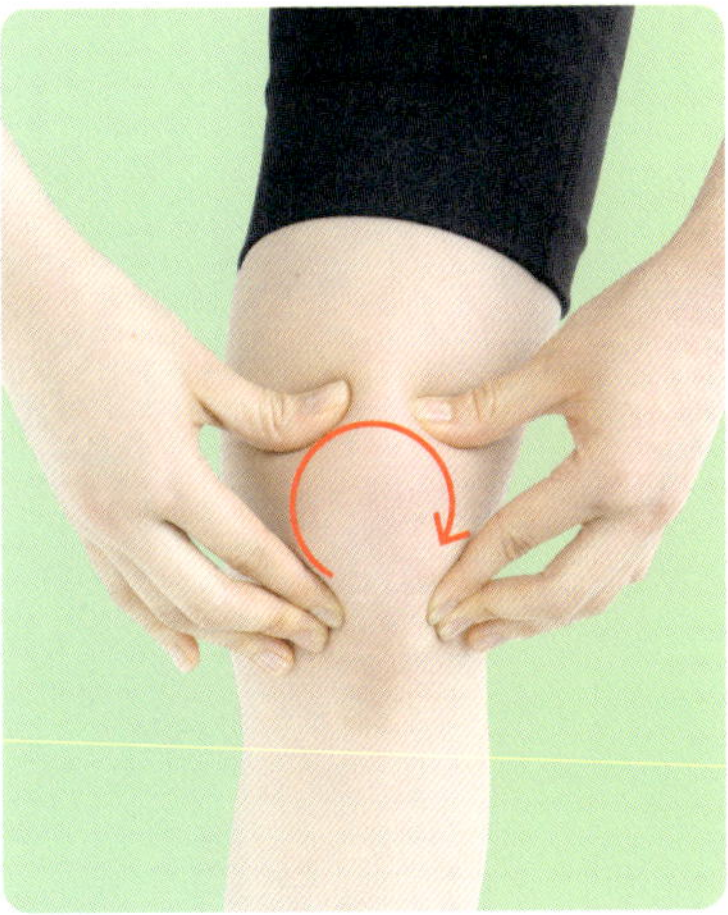

3

回転させたり、浮かせたりする

さらに30秒間ほど、回転するような動きを加えたり、ひざのお皿を浮かせるような動きを加える。同じ要領で、反対のひざのお皿でも行う。お皿の骨と、その奥にある太ももの骨（大腿骨）の間のスペースを、広げるようなイメージで行うと効果的。

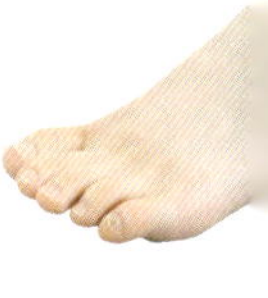

第2章

ひざ痛を自分で治す！「新セオリー」

ひざ痛完治の確率は大幅に高められる！

「先生、ひざのココが痛いんです」

初診の問診時、中高年の患者さんがそう言いながら指差す位置が、昔と最近では大きく変わってきました。

ひとことで言えば、**昔は「ひざの内側」の痛みを訴える人が大多数だったのに、近ごろは「ひざのお皿の真ん中の部分」や「お皿の上下」に痛みを訴えるかたが急増**しているのです。

これは、私にとっては見逃せない〝事件〟です。

なぜなら、**典型的な「変形性膝関節症」で起こっているひざ痛とは、決して見逃せない症状だからです。**

中高年のひざ痛の原因として最も多い病気＝**変形性膝関節症**のほとんどは、主に**ひざの内側で異常が発生**します。そのため、最初の頃の痛みもたいていの場合は、ひざの内側から現れます。

ところが一方、近年増えてきているケースは違います。

「そろそろ診察してもらったほうがいいな」と感じた〝ひざ痛の初期〟の段階で、変形性膝関節症とは少し違うパターンで痛みが現れているのですから、さながら**「変形性膝関節症もどき」**とでも言うべきものなのです。

ただし、こうした「痛みの真相」をお話ししても、キョトンとするばかりの患者さんが少なくありません。どうやら、〝ひざが痛いのだから自分は変形性膝関節症になった〟という思い込みが強いようなのです。

皆さんの中にも、**〝ひざ痛＝１００％変形性膝関節症である〟**という固定観念を持っているかたがいらっしゃるかもしれません。なにしろ世の中では、〝**ひざ痛の原因は変形性膝関節症が約9割を占める**〟という話まで広がっていますから、それもじゅうぶんに理解できます。

とはいえ現在、〝このひざ痛の原因は変形性膝関節症だ〟と考えている人のうち、実はかなりの割合のかたが、**変形性膝関節症もどきによって痛みを抱えていると推測されます。**

そこで、今後の長い人生を過ごすうえでは、変形性膝関節症と変形性膝関節症もどきの「いずれの可能性も受け入れてケアをしていく」という意識改革をしていただきたいと思います。

今からでも、まったく遅くはありません。この機会に、**ひざ痛の主な原因2つ**をともに知っておき、以降にご紹介するような対策をしていきましょう。

そうすれば、**つらいひざ痛を自力で完治させる確率は大幅に高まっていくのです。**

「変形性膝関節症もどき」の正体とは？

そこでまずは、ひざに痛みをもたらす原因の〝新興勢力〟である**変形性膝関節症もどき**について、どういったものなのかお話ししていきましょう。

これは、当然ながら、ひざの関節に起こる病気なのですが、おそらく皆さんが想像されている〝**ひざ関節**〟**とは少し違うところに異常が発生し、痛みを発生させています。**

一般的に、ひざの関節は「太ももの骨（大腿骨《だいたいこつ》）」と「すねの骨（脛骨《けいこつ》）」から成る〝1つの関節〟と理解されているようです。

しかし、実のところは違います。厳密に言うと、その関節は「大腿脛骨関節《だいたいけいこつかんせつ》」という正式名称がつけられたもので、そのほかに「お皿の骨（膝蓋骨《しつがいこつ》）」と「大腿骨」から構成される別の関節**「PF関節（膝蓋大腿関節《しつがいだいたいかんせつ》）」**があり、いわゆるひざ関節はこれら2つの関節で構成されているわけです（24ページの図を参照）。

そして**変形性膝関節症もどきは、これら2つの関節のうちのPF関節で起こり、**この関節が固まることで**動きが悪くなったり、軟骨がすり減った末に発生する炎症で痛みを感じたりするのです。**

シンプルに表現すると「PF関節の障害」であり、そのために、PF関節の位置に相当するひざのお皿の真ん中の部分にまず痛みを感じることになります。

また、私が「変形性膝関節症もどき」と言い表しているものの中には、さらにいくつかの組織に起こった障害も含まれています。

それは、**お皿の骨の上下にある腱《けん》（筋肉と骨をつなぐ組織）や靭帯《じんたい》（骨と骨をつないで関節を安定させる組織）に発生した炎症**です。

下の図を見てください。

ひざのお皿の骨には、太ももの筋肉（大腿四頭筋《だいたいしとうきん》）のうちの「大腿直筋《だいたいちょっきん》」や「内側広筋《ないそくこうきん》」という筋肉が合流している腱（大腿直筋の腱）が付着しています。そしてお皿の骨の上を通った後、靭帯（膝蓋靭帯《しつがいじんたい》）として、お皿の骨とすねの骨（脛骨《けいこつ》）をつなぎとめています。**これらの腱や靭帯が緊張・硬直し、機能が低下したり炎症を起こしたりすることで、やはり痛みを感じるのです。**

つまり、「大腿直筋の腱、膝蓋靭帯の障害」のために、ひざのお皿の上下の部分に痛みを感じることになります。

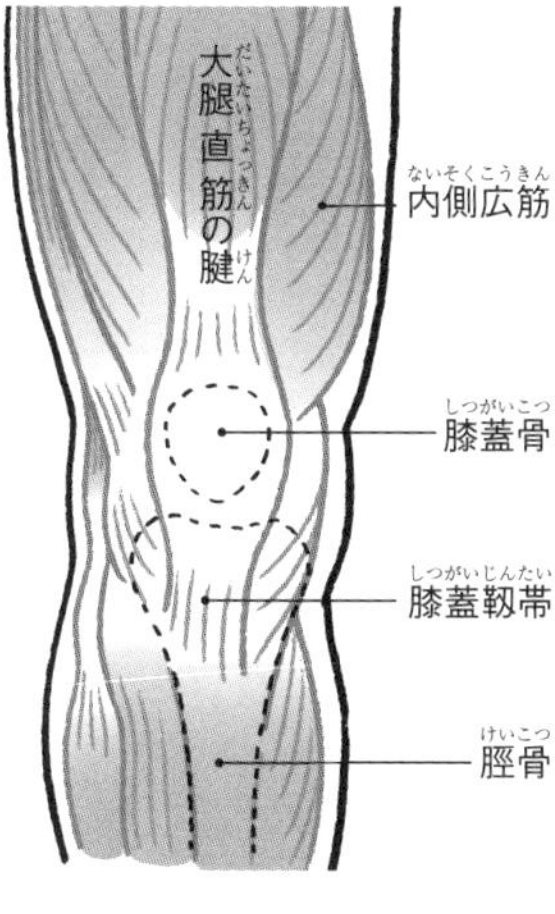

〔右脚〕

いかがですか？　これが「変形性膝関節症もどき」の正体です。

それでは次に、ひざ痛を引き起こす原因の主流＝変形性膝関節症について、ご説明していきましょう。

どんどん進行する変形性膝関節症には特に早めのケアが絶対必要

一方、**変形性膝関節症**のひざ痛は、ひざにある2つの関節のうち、**大腿骨と脛骨で構成されている大腿脛骨関節の異常によって発生します**（24ページの図を参照）。

そして、この「大腿脛骨関節の障害」である変形性膝関節症は、**放置していると確実に進行し、具体的に現れる不調もどんどん悪くなっていきます。**

変形性膝関節症によって痛みなどのトラブルが生じるうえでは、**おおよそ一定のパターンがあります。**その流れをご説明するために、本書のここまでの内容でお話ししていない各組織について、簡単に触れておきましょう。

■軟骨（関節軟骨）

大腿骨の下の端、脛骨の上の端、膝蓋骨の内側の表面を覆っている組織で、3〜5ミリの厚さがあります。「クッションのように負荷や衝撃を吸収する」「骨同士が直接ぶつかるのを防ぐ」「関節を滑らかに動かす」などの役割を担っています。〝表面がツルツルしたスポンジ〟のような組織と考えればいいでしょう。

■半月板

大腿骨と脛骨の間にある軟骨組織です。ひざの断面図を上から見ると、内側と外側にある2カ所ともが半月のような形をしていることから、半月板と呼ばれています。右記の軟

健康なひざ（右脚）

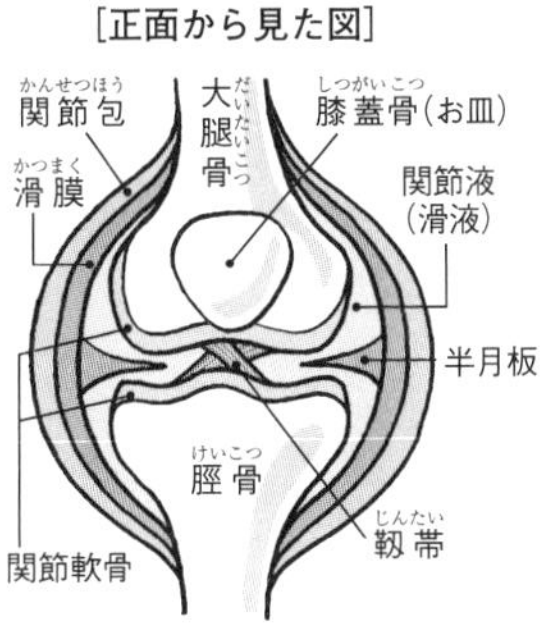

[正面から見た図]
関節包《かんせつほう》
滑膜《かつまく》
大腿骨《だいたいこつ》
膝蓋骨《しつがいこつ》(お皿)
関節液(滑液)
半月板
脛骨《けいこつ》
靱帯《じんたい》
関節軟骨

変形性膝関節症（右脚）

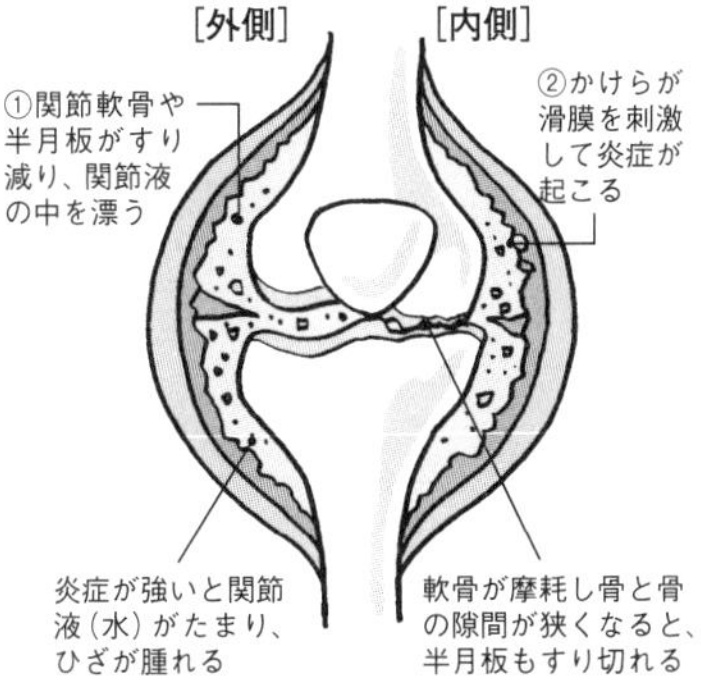

[外側]
[内側]
①関節軟骨や半月板がすり減り、関節液の中を漂う
②かけらが滑膜を刺激して炎症が起こる
炎症が強いと関節液(水)がたまり、ひざが腫れる
軟骨が摩耗し骨と骨の隙間が狭くなると、半月板もすり切れる

骨組織と同様、体重の負荷・地面からの衝撃を吸収する働きのほか、ひざ関節を安定させたり、力の方向性を定めたりする働きがあります。

■関節包

関節全体をすべて覆うように包んでいる、袋状の膜です。その内部は、関節液で満たされています。

■滑膜《かつまく》

関節包の内側全体にある膜で、関節液を分泌・吸収する機能があります。

■関節液（滑液）

関節包の滑膜から作り出され、軟骨に栄養や酸素を与える役割を果たしています。また、関節の〝潤滑油〟のような役目も果たしていて、関節の滑らかな動きをサポートしています。主成分はヒアルロン酸です。

健康的なひざでは、これらがうまく機能し合っています。

ところが、**長年の運動不足や悪い姿勢、加齢などによって、変形性膝関節症にな**

ってしまうと、さまざまな問題が連鎖するように生じてきます。

❶関節内の隙間、特に内側のスペースが狭くなる
❷軟骨や半月板の弾力性が低下し、次第にすり減ってクッション機能が損われ、**動きが悪くなったり痛みが発生したりする**
❸軟骨や半月板が磨耗し、**そのかけらが滑膜を刺激して炎症を起こし、痛みが増す**
❹関節包内の関節液が一定量を保てず、たまって**腫れたり、熱を帯びたりする**
❺軟骨や半月板がほぼなくなり、**骨同士が直接ぶつかって痛みが増幅する**
❻骨の一部が変形して**トゲ状の突起（骨棘《こつきょく》）ができたり、骨の表面に小さな穴（骨のう胞）ができたりして、さらに激しい痛みに襲われる**
❼片方のひざ痛をかばううちに、左右のひざが痛むようになる

このように、変形性膝関節症で壊れ始めた関節は、なにも対処せずにいると、状態は悪化するいっぽうです。**特に早めのケアが、絶対に必要なのです。**

ひざのトラブルはセルフケアで退治できる

さて、ここからは話を一歩進めて、前項までご説明した2種類の原因のいずれがあるにしても、**「今ある痛み」を自分で治す方法についてお伝えしていきます。**

皆さんはもうすでに、変形性膝関節症と変形性膝関節症もどきのそれぞれが、少し違う組織に異常を発生させている状態と理解されています。ですから、両者は〝まったくの別もの〟という印象を持っていらっしゃるかもしれません。

しかし実は、大いに共通していることもあります。

それは、ほぼすべての問題の始まりとして、**「長年の運動不足」**や**「悪い姿勢の継続」が関係している**ということです。

具体的にまず、変形性膝関節症になるまでの代表的な流れを挙げてみましょう。

長年の運動不足で真っ先に悪影響が現れやすいのは、脚の筋肉です。

なかでも、太ももの内側で最もひざに近いところにある内側広筋（55ページ参照）は、普段の生活から使われる機会が少ないだけに、**ほとんど歩かないような生活をしていると、筋肉の機能がたちまち低下していきます。**

こうして太ももの内側の筋肉が衰えてくると、**外側の筋肉によってひざが引っ張られるようになり、O脚になっていきます。**そしてO脚になると、ひざの内側の部分で、**大腿骨と脛骨から成る関節＝大腿脛骨関節のスペースが狭くなります**（24ページ参照）。それでもケアをしなければ、内側の軟骨や半月板から徐々にすり減るようになり、痛みも内側から感じるようになります。

その後は、59ページの❶～❼にあるように、さまざまな問題が連鎖的に発生して、変形性膝関節症が重度になっていくということなのです。

姿勢が悪い場合も、同様です。

腰が丸まっていると、体はバランスを保とうとして、**無意識のうちにひざを曲げて立つことになります**。また、たとえ上半身では背すじを伸ばしていても、**長時間のデスクワークなどをしていると、どうしてもひざは曲げた状態になり、下半身は悪い姿勢をとることになるのです**。

こうしてひざを曲げ続けているクセがついていると、ひざの関節は次第に固まっていきます。運動不足などから始まった、関節内のスペースが狭くなるという状況も重なると、動く範囲はますます小さくなっていきます。

また、ひざが曲がると膝蓋骨が外向きになるので、いっそうO脚になりやすくなります。さらに、**ひざの内側の後ろ側に重心が乗り続け、それが非常に大きなプレッシャーとなって、内側の軟骨や半月板の磨耗の速度を早めてしまうのです**。

では、**変形性膝関節症もどき**の場合はどうでしょうか。

やはり運動不足になると、太ももの内側広筋や大腿直筋が使われず、そこからつながっている**大腿直筋の腱、膝蓋靭帯などは年相応のレベルを超えて衰えていきま**

す。柔軟性が失われて硬くなり、**本来はなんともないはずの力が加わっただけで、炎症を起こしやすくなります。**

また、**常にひざが曲がっているような姿勢でいると、〝大腿直筋―大腿直筋の腱―膝蓋靭帯のライン〟がずっと引っ張られる**ことで、膝蓋骨は内側に押し込まれるような形になり、**ＰＦ関節のスペースも狭くなっていきます。**ですから当然、この関節も固まってきて、可動域の制限や痛みが出てきます。

さらに、大腿直筋の腱と膝蓋靭帯は、**引っ張られ続ける緊張状態にギブアップし、炎症による痛みを発生させるのです。**

このように、運動不足や悪い姿勢をこれからも続けてしまうと、ひざはますます悪くなっていきます。ですから、今後の悪化や予防、再発防止のためには、日常的な生活スタイルを変える必要があり、その具体策については第５章でご紹介しようと考えています。

一方、**「今ある痛み」を消すためには、これまでの運動不足や悪い姿勢ですでに起こってしまった関節・筋肉などの異常な状態を、正常な状態へきちんと矯正する必要があります。**

そのための最適な方法こそが、第1章で詳しくご紹介したストレッチ体操であり、**トラブルに関わる関節や筋肉に直接アプローチすることで、痛みの解消・改善効果をもたらすのです。**

勧められた手術を回避し、自力で痛みを解消！

私は常々言ってきたように、**関節トラブルに対する手術は〝もうやれることがないほど末期での最終手段〟**にすべきだと考えています。

変形性膝関節症の手術自体は、悪いものではありません。

しかし、そもそも手術というものは、どうしても体に負担がかかります。

変形性膝関節症で行われる手術で言うと、脛骨を切ってつなげ直すことでO脚を矯正する**「高位脛骨骨切り術《こういけいこつこつきりじゅつ》」**や、ひざの関節の悪い部分を切って人工関節に変える**「人工関節置換術《じんこうかんせつちかんじゅつ》」**は、身体的負担が少なくない手術です。

また、内視鏡（関節鏡）を挿入して関節内をきれいにする「関節鏡視下手術《かんせつきょうしかしゅじゅつ》」は体への負担が少ないとされていますが、症状の改善は長続きしないため、あまり行われなくなっているようです。

それも当然のことでしょう。

どんな手術で一時的にしのいだとしても、ひざによくない動作や習慣を改めず、関節に正しいクセをつける意識も持たなければ、再び同じような〝ひざ痛のストーリー〟をたどるだけなのです。

事実、あまり真剣に考えずに手術を受け、ひざ痛を再発させてしまったかたがたを私は多数見てきました。

つまり、**手術は絶対的なものではなく、ひざのトラブルを根本的に治す方法とは言い切れないのです。**

特に注意していただきたいのは、ここまで繰り返しお話ししてきた変形性膝関節症もどきの原因があるかたです。

この場合、**ほんとうの問題が起きているのは、大腿直筋の腱や膝蓋靭帯、PF関節です。**腱や靭帯の炎症は当院に設置している「エラストグラフィー」という特別なエコーであれば確認できるのですが、レントゲン検査ではわからず、その代わりに骨の変形が映ることがあります。

骨の変形だけならば、40代で6割、60代なら9割もの人に起こる現象ですから、ひざの関節の骨に変形が見られても不思議ではありません。**たとえ骨に変形が起こっていても、それが痛みに直接関係せず、関節の機能が維持されていれば、本来は大きな問題と捉えなくていいわけです。**

にもかかわらず、その変形を病院側に重視され、手術を勧められてしまう……。

そうした「受けなくてもいい手術」を実際に提案されたかたが、私の治療院には何人も相談に来ているのです。

もちろん、そうしたかたがたには、ほんとうの状態をきちんと伝えます。すると、ご本人が手術を回避する選択をされ、腱や靭帯の炎症に対して適切なアプローチをすることによって、痛みを解消しているのです。

その多くは、第1章でご紹介したセルフケアを実践し、自力で痛みを消し去っています。どうしても自力で対処できない場合は、103ページにある圧力波を当てるという特殊な治療法で治すことも可能です。


ですから皆さんも、**手術の決断をする前に一回踏み止まり、「痛みを消すためにやれることはすべてやったのか」と、よく考えてみてください。**

そして、もしも「まだやれることはあるはず」と感じたら、メカニズムに納得できたセルフケアを3カ月から半年ほど続けてみて、「それでも改善の兆しがない」

という場合に手術を再検討すればいいのではないでしょうか。

今こそひざのトラブルを解消し、ロコモを撃退！

この本を手に取ってくださったあなたなら、「ロコモティブ・シンドローム」についてある程度ご存じでしょう。

念のため簡単にご説明しておくと、これは**関節・骨・筋肉などの機能が低下することで、寝たきりや要介護になる危険度が高い状態**です。近年は「ロコモ」と略されることも多く、いわゆる**「寝たきり予備軍」**であると知られています。

しかも、このロコモに該当する人が、**日本には4700万人もいると推測されていますから**、長寿社会に突入した現代で注目を浴びるのは当然でしょう。

ここで、注意していただきたいことがあります。

ひざにトラブルを抱えているかたは、〝ロコモの一歩手前〟にいると真剣に捉え、

そのトラブルにきちんと対処してください。さもないと、ロコモへズルズルと足を踏み入れることになってしまいます。

これは、軽い話ではありません。

私は、人の関節には正常な機能を果たせるだけの〝**関節寿命**〟があると見ています。なにもケアをしていなければ、**ひざの関節はおよそ65〜75歳で寿命を迎えます。**

また、関節が固まって動きが悪くなったり、痛みが出たりするトラブルは、**全身の関節で連鎖するように広がっていきます。**例えば、人間にとって重要な関節は「首」「腰」「ひざ」の3つなのですが、**女性の場合は「首→腰→ひざ」**の順で、**男性の場合は「腰→首→ひざ」**の順で、関節の機能低下が波及していきます。

つまり、あなたがもしも65歳以上で、**腰痛や首痛などを経験したうえでひざ痛に悩まされているならば、ロコモの一歩手前を通り越して〝待ったなし〟の状況にある**と考えてもよいのです。

また、ひざが痛いと「動かすのが怖い→なるべくひざを動かさない」という〝守りの姿勢〟になりがちです。しかし私は、これまでに無数のひざ痛患者さんと接してきた結果、**守りの姿勢のままでよくなった人を見たことがありません。**

痛いからといって動かなければ、**ひざの関節の可動域はますます小さくなり、固まっていきます。**体を動かさないので、**筋肉・腱・靭帯の機能も低下し、血流も滞ります。**

これでは、痛みがよくなるはずがありません。

さらに、じっと安静にしている時間が長くなるほど、人間の意識は痛みに集中していきます。普通に生活していれば気づかないレベルの小さな痛みにまで、過敏に反応するようになってしまうわけです。

このような状況に陥らないためには、やはり「**少しずつでもいいから動く**」という〝**攻めの姿勢**〟**をできるだけ心がけ、さまざまなセルフケアを実践していただき**

たいと思います。

しっかりしたケアを施し、それを継続していれば、**関節寿命は10年以上延ばせます。**

そして、たとえ65歳以上でも、腰痛や首痛を経験しているとしても、ひざの関節に本来備わっている機能をキープしていくことで、**寝たきりになったり介護を必要としたりせずに済むのです。**

ですから、今こそ適切なセルフケアを武器として、ひざのトラブルを解消させ、ロコモへつながる流れを断ち切っていただきたいのです。

第3章

なぜ、簡単体操で痛みが消えるのか

まずは、とにかく真っ直ぐ伸ばす！

ここで、たった1秒でできる〝ひざの確認〟をしてみましょう。

この本を見ている視線を下に動かし、ご自分のひざが今、どのような状態になっているか見てください。

はい、これで確認作業は終わりです。

では、あなたのひざはどのような状態になっていましたか？　おそらく95％以上のかたは、ひざをいくらか曲げた状態にしていたことでしょう。

なぜこんなことをしてもらったのかというと、とにかく私たちは普段、**「ひざを曲げてばかりで伸ばしていない」**と気づいていただきたかったからです。

座っているときも、寝ているときも、歩いているときも、立っているときでさえも、ひざをついつい曲げてしまうもの。このように、**ひざを曲げるという〝得意な動き〟ばかりを繰り返し、ひざを伸ばすという〝不得意な動き〟をしない生活が当たり前になっているのです。**

ひざを曲げた姿勢が、いかにひざにとってはよくないか——。

この点については、前章で詳しくご説明しましたね。

ひざを曲げ続けるクセがあると、ひざは意外と早く固まっていきます。専門用語で「拘縮《こうしゅく》」と呼ばれる状態になっていき、**曲がっている状態が普通になり、真っ直ぐに伸ばせなくなってしまいます。**こうして可動域がどんどん狭まっていき、しまいにはほんとうに動かなくなってしまうのです。

また、ひざを曲げてばかりでいると、**O脚になりやすく、重心のバランスも崩れていき、軟骨や半月板へのダメージが増加します。**ひざ周りの腱や靭帯にとってもいいことなどひとつもありません。

ですから、ひざのセルフケアを行う際には、**「ひざをしっかり伸ばすこと」**から始めるべきです。曲がったひざを矯正することはなによりも重要で、これが鉄則と言ってもいいくらいなのです。

こうした理由から、本書の第1章でもいちばん最初に、ひざの伸展効果が高い**「ひざ押しストレッチ」**をご紹介しています。ひざに添えた手を通じ、上から体重をかけながらグーッとひざを押すことで、ひざをしっかり伸ばすのです。

特に痛むほうのひざは、きちんとケアするようにしてください。

ひざに痛みがあるかたは、「そんなに押しながら伸ばしてもだいじょうぶなのか?」と感じるかもしれません。

しかし、その疑問に対する答えはシンプルで、「だいじょうぶです」のひとことに尽きます。

「だいじょうぶか?」と感じるのには、いくつかの理由があると考えられます。すでにある程度の拘縮があり、ひざを伸ばしづらくなっていること。どこかで聞いた〝ひざは曲げていなくてはいけない〟という俗説を信じていること。ひざを曲げている姿勢のほうが楽に感じられるということもあるでしょう。

しかし、それでひざを伸ばすことを怠っていたら、何度もお話ししたように、ひざは悪くなるばかりです。

また、「ひざ押しストレッチ」の要領ならば、ケガをすることもまずありません。ちなみに、体操選手の中には、技をきれいに見せるために脚を真っ直ぐにしようと、仲間の選手に直接ひざに乗ってもらう人もいるくらいなのです。

もちろん、すべてのことに限度があります。ご自分で行うストレッチなのでよくわかるはずですが、「完全に痛い」と感じる前のところ、つまり**「イタ気持ちいい」というレベルで行い、それを毎日継続していくのが最善のケアになるのです。**

最大限に伸ばしたり曲げたりしてひざの可動域を広げる

前項でお話ししたように、人は**自分が「ひざを曲げている」ことにはなかなか気づきません。**ひざに痛みがない段階ならなおさらで、ときどき痛む人であっても、普段の生活ではあまりひざに注意を払わないというのが現状です。

そのため、すでに**「ひざを伸ばせない」という変化が起きていることもわかりづらく、変形性膝関節症が始まっているなどとは到底考えない人が大多数なのです。**

ところが、まったく逆の方向の動き、つまり**「ひざが曲がらない」ということは、ほとんどの人が気づきます。**

この点からも、普段からひざを曲げる習慣が多いことがよくわかるのですが、とにかく「伸ばすのも曲げるのもつらい」となれば、**伸ばしづらいだけのときよりも関節の機能低下は進んでいます。**

ですから今度は、「最大限に伸ばすこと」と「最大限に曲げること」をともに行う必要があります。

そのために用意したのが、基本のストレッチ体操の2番目にある、**「入浴ひざ曲げ伸ばし体操」**です。

自分で言うのは少し変かもしれませんが、このストレッチ体操はなかなかのスグレモノです。

まず、お風呂でじゅうぶんに温まってから行うため、「普段は痛くて曲げ伸ばしがつらい」という人でも、**それほど痛みを感じずに、ひざの関節を動かせます。**この時点ですでに、入浴による痛みの改善効果を得ています（詳細は125〜127ページ参照）。

さらに、いつもより関節が柔軟になっている状態で、最大限にひざを伸ばし、最大限にひざを曲げることによって、**可動域を広げる作用が働く**わけです。

また、体操の一連の流れの中に「**正座バージョン**」**を組み込むと、ひざの可動域を広げる作用はいっそう高まります。**

ただ、浴槽のサイズによっては、ひざを真っ直ぐに伸ばせないケースがあるかもしれません。そんなときは、「**脚を横に崩した状態を30秒間→正座バージョンを30秒間→脚を横に崩した状態を30秒間**」という流れで行えばＯＫです。

なお、この体操を終えるときは、**ひざを最大限に伸ばした状態（または脚を崩した状態）で締めるようにしてください。**

伸ばすことと曲げることを比較すれば、やはり伸ばすほうを重視すべきですし、「**伸ばす→曲げる→伸ばす**」**という順でアプローチすることが、ひざの関節を最も効率的に矯正できるからです。**

2種類のひざ痛の主な原因に対し、同時にアプローチできるストレッチ

「ひざのテニスボールストレッチ」を毎日の習慣にすると、**関節内での骨同士の引っかかりが解消され、骨と骨がぶつかるほど狭くなっていたスペースも広がります。**その結果、固まっていた関節がスムーズに動くようになり、可動域も大きくなっていきます。

それとともに、つぶれた組織の修復力がある関節液を、関節包内のすみずみまで行き渡らせることができます。ですから、**半月板や関節軟骨が、本来のクッション機能を果たせるようになっていきます。**

例えるなら、使い古して水分もないカラカラ状態のスポンジが、水分を含んで

〝まだまだ利用できる状態〟になるわけです。

その作用は、おそらく皆さんの想像以上です。

私の治療院の患者さんでは、従来から続けていたヒアルロン酸注射をもう必要ないと医師から言われ、「止められました！」と喜ぶかたが多数いらっしゃいます。**初期の変形性膝関節症なら、このストレッチだけで痛みを解消することもじゅうぶん可能なのです。**

また、このセルフケアは、大腿四頭筋の腱や膝蓋靭帯をうまくストレッチできる方法でもあります。

第2章でご説明したように、これら膝蓋骨の上下にある腱や靭帯が、**緊張・硬化した状態になることが〝ひざの痛みのもと〟になっている**のですが、そうしたポイントを**うまくリラックスさせ、柔軟性を回復させられる**のです。

実際、やはり私の治療院の患者さんにおいては、このストレッチだけで大腿四頭筋の腱の痛みを解消させています。なかには、「ほんとうに1回実践しただけで、痛みが全然気にならなくなりました」と報告してくださる人もいらっしゃいます。

ひざ痛の主な原因である変形性膝関節症・変形性膝関節症もどきの両方に対し、とりわけうまくアプローチできるものなのです。

ひざの関節と密接に連携している腰の関節にもじゅうぶんなケアを

関節は、単独で働き続けているわけではありません。全身のさまざまな関節が、連携しながら動いています。

そのため、**ある1つの関節の調子がよくなれば、その関節とリンクしている関節の調子もよくなります。**反対に、ある関節の調子が悪くなれば、連携先の関節の調子も悪くなっていくのです。

ひざの関節と高い連携性があるのは、ずばり**腰の関節**です。

腰の関節には、5つの骨（椎骨《ついこつ》）から構成される「腰椎《ようつい》」と、骨盤中央の仙骨と左右の腸骨《ちょうこつ》の境目にある「仙腸関節《せんちょうかんせつ》」があります。これら2つの腰の関節のうち、特に後者の**仙腸関節は、ひざの関節と密接に連携しています。**

「腰のテニスボールストレッチ」は、その仙腸関節をケアするためのものです。

仙腸関節は、**〝全身の関節リンクの要〟と言ってもいいほど重要な関節**で、通常は前後左右に数ミリ動くことで、体の重みや外部からの衝撃を和らげています。

ですから、ひざの関節にとっては、**仙腸関節がこのように正常に機能してくれれば、自らにかかってくる負荷が軽減されることになります。**重心バランスが崩れにくくなり、ひざを曲げて体を支える必要性もかなり少なくなります。

ところが、仙腸関節は、動く範囲が非常に小さいだけに、すぐに引っかかりを起こして固まりやすい関節なのです。日本人の約8割が仙腸関節の不調を抱えているという説まであります。

となればなおさら、この関節へのじゅうぶんなケアは、ひざの関節の状態を改善するにしても必須のこととなるわけです。

腰のテニスボールストレッチは、腰にある最重要関節の異常を直接矯正するものです。ですから、あえて言うまでもないかもしれませんが、腰痛の改善・解消にも優れた効果を発揮します。

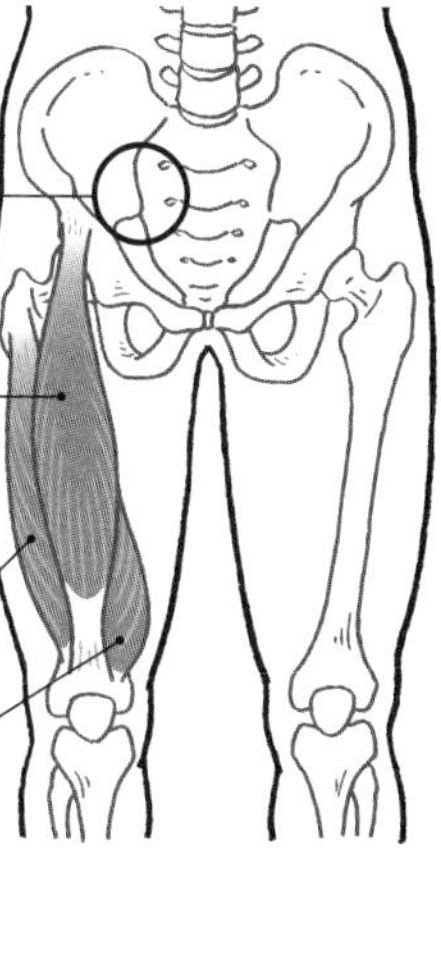

〝眠った状態〟だった内側広筋を目覚めさせて機能回復させる体操

変形性膝関節症では、ひざ上の太もも内側にある筋肉＝内側広筋の衰えが大きな原因になることはすでにお話ししましたね（61ページ参照）。

その内側広筋は、普段の生活であまり使われないだけに、機能が低下しがち……。

そこで、この筋肉の機能回復に役立つのが、「**クッション挟み体操**」です。

この体操を行ううえで最もたいせつなのは、**ひざの内側にある内側広筋をしっかり意識しながら使い、適切な刺激を与えることです。**

ただ、この筋肉をきちんと自覚しながら使う人はほんとうに少ないため、「意識しながら使う」という感覚にピンとこない人もいらっしゃいます。そんなときは、

足の親指から土踏まずの部分にまず軽く力を入れ、これで「内側を意識する」という感覚を得て、その感覚をふくらはぎの内側→ひざ上の内側へと上げていくようなイメージをするといいようです。

この体操は、いわゆる筋トレではありません。

内側広筋の筋肉量が増えればもちろん理想的ですが、それはひざ痛の解消・改善において絶対必要なことではありません。

重視すべきは、内側広筋の「量」よりも「質」。そこで、いつも〝眠っている状態〟の内側広筋を目覚めさせるような感覚で行いましょう。

それが、「低下していた機能を回復させる」ということにつながるのです。

この体操を続けていると、従来にはなかった「内側広筋を意識的に使う」という体感を学びつつ身につけられるため、普段の生活でも内側広筋を適宜うまく使えるようになるはずです。

大腿直筋に柔軟性を回復させ、全身の姿勢も矯正できる！

「**太もも伸ばしストレッチ**」で活性化させるメインターゲットは、その名のとおり太ももにある大腿四頭筋です。なかでも特に、**ひざをよく曲げていることなどで緊張・硬直している大腿直筋全体をほぐし、本来の柔軟性を回復させる**ことができます。

実際にやってみると、太もも前面になんとも言えない気持ちよさを感じられるでしょう。それこそが、このストレッチが効いているサインです。

このストレッチを続けていれば、大腿直筋全体の機能が回復していくため、**ひざをついつい曲げてしまうクセも矯正されていきます**。変形性膝関節症にも、ＰＦ関節や大腿直筋の障害にも、メリットの高い手法なのです。

また、このストレッチの動きをすると、大腿直筋の少し上の位置にある**腸腰筋《ちょうようきん》群《ぐん》も、自然と活性化できます。**

腸腰筋群は、腸骨筋《ちょうこつきん》と大腰筋《だいようきん》という筋肉から構成され、腰椎・骨盤・大腿骨にかけてあるので、**腰や骨盤、股関節にも好影響があります。**つまり、全身の姿勢の改善にも役立ち、それがまた、ひざ痛をよくする後押しをしてくれるわけです。

ひざにいい〝ダブルの効果〟を眠っている間に得られる！

日本人に非常に多く見られるO脚では、ひざ関節の大腿脛骨関節の内側に負荷が集中するため、その部分にある**関節軟骨や半月板に大きなプレッシャーがかかり、**

磨耗を促進してしまいます。

逆に、日本人よりも欧米人でよく見かけるX脚では、ひざから下が外側に開くため、ひざの関節の外側が狭くなり負荷が集中します（下の図を参照）。

ですから、O脚もX脚もひざにはよくないわけですが、特に日本人のひざの関節にとって〝天敵〟である**O脚を、寝ている間にうまく矯正できるのが「タオルケットぐるり巻き」**です。

O脚になると、ほとんどの場合はひざのお皿が外向きになります。

そこで、このストレッチ体操では、タオ

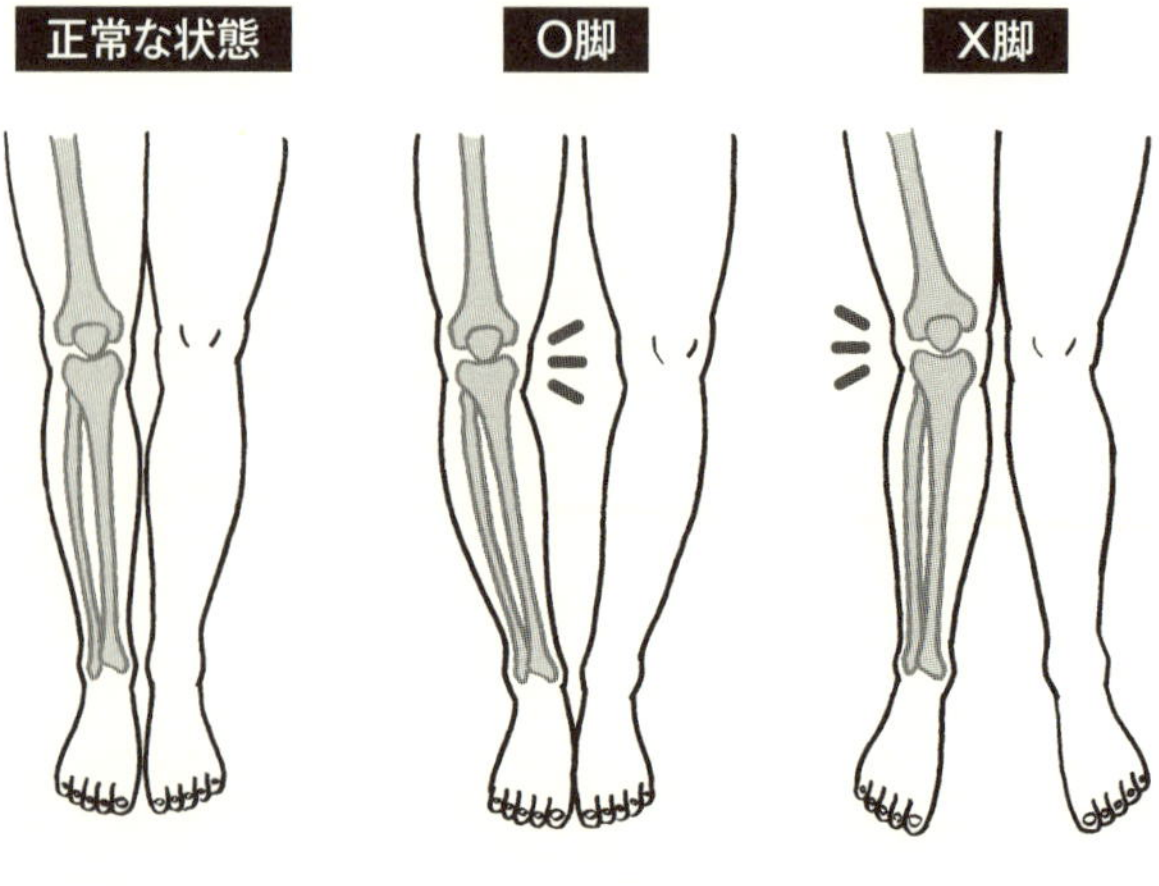

ルケットを**脚の外側から内側に向けて巻きつけ、その外旋したお皿の骨を内向きに半固定**することによって、O脚改善に導くのです。

また、脚のつけ根から下全体にタオルケットを巻きつけて半固定するため、ひざの関節だけでなく、**股関《こかん》節《せつ》・足関節《そくかんせつ》（足首の関節）にも内向きの力を働きかけて、真っ直ぐな正常な脚の状態へ矯正していくのです。**

さらに、両脚を真っ直ぐにした状態をキープできますから、ひざの伸展効果もあります。

ひざのトラブルを抱えている人の

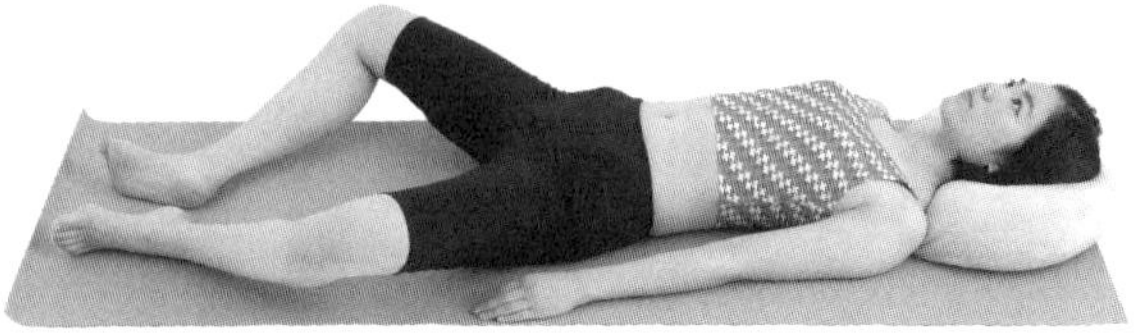

×　両脚を開いて寝る姿勢は、寝ているときもひざを曲げた状態でひざがキープされるのでＮＧ。

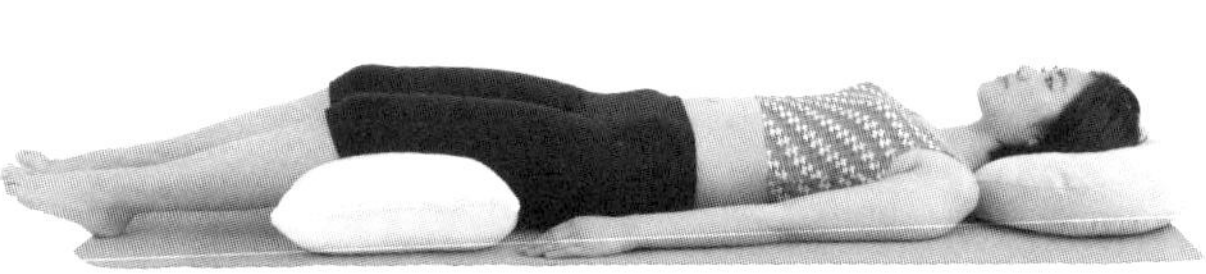

×　頭とひざの下の両方にまくらを置いて寝ると、ひざにも腰にも負担がかかります。

場合、夜寝ようとして横になると、両脚を開いてひざを曲げ、お皿が外を向いた状態になりがちです。これは、すでに曲がっているひざを真っ直ぐ伸ばすことが怖く、痛みも感じずに済むという潜在意識が働いているためと思われます。

さらに、仰向けの状態でひざ下にわざわざ枕などを置き、あえて曲げたままの姿勢をとるようにしているかたもいらっしゃいます。

これでは、寝る直前の数分から数十分の間はいいかもしれませんが、**長期的にはひざをますます曲げさせるようなもので、痛みを消すことなど到底できません。**

ですから、ただ寝ているだけでひざにいい〝ダブルの効果〟を得られるこの体操を、ぜひ今晩から試してみてください。

ちなみに、眠っているうちに寝返りを打ち、タオルケットがずれたり外れたりしても、まったく気にすることはありません。**むしろ寝返りは、全身の関節と筋肉を使う「すばらしい動作」なので、どんどんしていただきたいくらいです。**

あまり堅苦しく考えず、「眠りにつくまでこの体勢をとっていればＯＫ」と捉えましょう。

〝下から支える力〟にも注目して安定性を高める

「タオル引っ張り体操」には、腓腹筋《ひふくきん》やヒラメ筋というふくらはぎの筋肉をリフレッシュし、ひざの関節を〝下から支える力〟も良好にする作用があります。

これまでご説明してきたストレッチ体操で筋肉にアプローチするものは、その対象が「ひざから上」でしたね。

しかし、**変形性膝関節症が進行し、ひざの具合がかなり悪いかたでは、「ひざから下」の環境も整える必要がある**ため、この体操をお勧めします。

ひざの調子が悪化すればするほど、ふくらはぎの筋肉はひざをサポートするため、従来以上に使われるようになります。ひとことで言えば、**太ももの大腿四頭筋で担**

えなくなったぶんの力をカバーしようと働くのです。

しかも、足関節の可動域も狭くなっている人ともなると、ふくらはぎの筋肉はかなりの〝作業量〟を強いられます。

つまり、**オーバーワークによって、ふくらはぎの筋肉は緊張・硬化を招きやすいということ。**だからこそ、このストレッチ体操が必要になります。

実践すればわかりますが、タオル引っ張り体操にはひざの伸展効果もあります。そのうえでさらに、ふくらはぎの筋肉の機能を正常化することによって、関節の安定性を高め、ひざのトラブルの改善・解消に役立つのです。

「足裏のアーチ」を復活させてダメージ軽減

人間の足の裏には、橋の形のように中央部分が上方へカーブした「アーチ」があります。

このアーチは、足裏の筋肉と靭帯によって成り立っています。

そして、①親指のつけ根から小指のつけ根に向けてある**「横のアーチ」**、②親指のつけ根からかかとに向けてある**「縦の内側アーチ」**、③小指のつけ根からかかとに向けてある**「縦の外側アーチ」**という、3本のアーチが本来あるのです。

言うまでもなく、足の裏は床や地面と接触します。

ですから通常は、それら3本のアーチが協力し合い、地面から受ける衝撃をいちばん最初に和らげています。

それと同時に、体の全体重を支えながら重心を安定させ、足指で地面をしっかりつかむように歩くことにおいても、大きな役割を果たしています。

しかし現状では、足の裏の筋肉・靭帯が使われずに衰え、アーチ構造が崩壊している人が少なくありません。

特に、**ひざ痛持ちにはアーチが崩れているかたが数多くいらっしゃいます。**

なかでも、重心が前方に偏ることで横のアーチが失われている人が目立ちます。

そして、横のアーチがなくなることで、まずは足に過剰な負荷がかかり、**中指のつけ根のタコ、外反母趾《がいはんぼし》などができているのです。**

そんな状態を放置していれば、足元のバランス崩壊によって姿勢がさらに悪くなり、**かなりのダメージがひざに伝わることは目に見えています。**

「足裏テニスボールつぶし体操」は、こうした問題を解決するためのものです。

足の指に力を入れながら、テニスボールを握りつぶすような動作を繰り返すと、足裏の筋肉や靭帯をちょうどいい具合に鍛えられ、失われていたアーチが少しずつ復活してきます。

また、いわゆる足裏マッサージのような気持ちよさも味わえるので、このストレッチ体操を長く継続でき、ひざの健康作りをサポートし続けることができるのです。

ご愛読ありがとうございます。今後の企画の参考にさせていただきますので、ご意見・ご感想をお聞かせください。

1 本書をどこで知りましたか？

1. 書店で　2. 新聞広告で　3. インターネットで
4. 友人、知人の紹介　5. その他（　　　　　　　）

2 本書をご購入いただいた理由は何ですか？（複数回答可。もっとも当てはまるものに◎、その他の当てはまるものには○をつけてください）

1. ひざの痛みに悩んでいるから
2. 変形性膝関節症だから
3. 関節の炎症に悩んでいるから
4. O脚に悩んでいるから
5. 著者にひかれて
6. 写真や文章が見やすいから
7. 値段が手頃だから
8. その他（　　　　　　　　　）

3 本書への感想をご自由にお書きください。

4 今後読みたい本・テーマ・著者などがあれば教えてください。
（こんな症状に悩んでいる、テレビでやっていたあのダイエット法が気になるなど、なんでも結構です）

ご協力ありがとうございました。

郵便はがき

| 1 | 4 | 1 | 8 | 4 | 1 | 6 |

切手を
お貼りください

（受取人）

東京都品川区西五反田2-11-8
株式会社Gakken
大人の学び事業部

『変形性膝関節症は自分で治せる！』

読者アンケート 係

お名前		性別	男・女

年齢　　歳	ご職業

ご住所　〒

お電話番号

メールアドレス

今後、著者や新刊に関する情報、新企画へのアンケートなどを郵送、またはメールにて送付させていただいてもよろしいでしょうか？	□はい □いいえ

①ご記入いただいた個人情報（住所や名前など）は、商品・サービスのご案内、企画開発のため、などに使用いたします。②お寄せいただいた個人情報に関するお問い合わせは、
https://www.corp-gakken.co.jp/contact/（お問い合わせフォーム）よりお問い合わせください。
③当社の個人情報保護については当社ホームページ
https://www.corp-gakken.co.jp/privacypolicy/ をご覧ください。④発行元　株式会社Gakken
東京都品川区西五反田 2-11-8 代表取締役社長　五郎丸 徹
個人情報に関してご同意いただけましたら、お申し込みください。

「ひざのお皿回し体操」はスタートペイン対策に最適

「ひざのお皿回し体操」には、ひざの関節内のスペースを広げて可動域を拡大し、半月板・関節軟骨などへの修復力がある関節液をすみずみまで行き渡らせる作用がありますす。その意味では、「ひざのテニスボールストレッチ」と同じようなひざ痛解消効果を得られる体操です（81ページ参照）。

さらに、この体操には大きな魅力があります。**床に座った状態、あるいはイスに座りながらでもでき、大きな動きをするわけでもなく、準備するものすらありません。**ですから、**外出しているときなど、いつでもどこでも行えるのです。**

こんなに手軽な体操ですが、関節内の広がったスペースに〝潤滑油〟の役目もある関節液が行き渡るため、痛みの抑制にかなりの即効性があります。

変形性膝関節症には、**動作を開始した瞬間にひざが痛む、「スタートペイン」**という特徴的な痛みがつきものです。

「座った体勢から立ち上がるとき」「朝目覚めて布団から出るとき」「歩き始めのとき」など、行動を起こしたときに、ひざに負荷がかかって痛みが走るのです。

皆さんの中にも、スタートペインを経験したことのある人はかなりいらっしゃるはずです。そうした経験があるだけに、「この行動をするときにいつもひざが痛む」という〝痛みの出現パターン〟がある程度わかっていると思います。

ですから今後は、**そのパターンに当てはまる行動をする前に、この体操をして痛みをできるだけ抑えるように活用していきましょう。**

絶好のスタートペイン対策になります。

第4章

変形性膝関節症、変形性膝関節症もどきを見事解消した症例集

ひざの動きがスムーズになり、痛みも消失！ ヒアルロン酸注射も不要になった

女性・50代・パート

このかたは、近所の病院で「変形性膝関節症が始まっていますね」と医師から言われ、**ヒアルロン酸注射による治療**がスタートしていました。

注射を受けた後の数日は、ひざの動きがスムーズになっていたそうです。しかし**1週間後ぐらいから、従来と同じようにひざを動かしづらくなり、痛みも再三現れていた**といいます。

そのため、「なにかがおかしい。このままだと、ずっと同じことを繰り返しそう」と疑問を感じ、私の治療院を訪れたのです。

症状がよくならない理由は、初診ですぐに判明しました。

この女性は、ひざが悪くなる前から腰の調子が悪く、いつも腰を丸めた姿勢を取っていることで、ひざも曲げて行動しているとわかりました。そして、ほんとうに痛いのは、変形性膝関節症の初期に特徴的な**「ひざの内側」**ではなく、**「お皿の表面のちょっと上のほう」**と確認できたのです。

つまり、ひざのトラブルの原因は**変形性膝関節症ではなく、大腿直筋・内側広筋の腱に起きた炎症**だったということです。

そこで以降は、**「ひざ押しストレッチ」「太もも伸ばしストレッチ」「腰のテニスボールストレッチ」**などを実践していただきました。大腿直筋・内側広筋の腱にかかっていた緊張を緩め、ひざの可動域を広げる体操を実践しつつ、腰のケアも同時に行ったというわけです。

その結果、10日後ぐらいからひざの動きがぐっとスムーズになり、痛みも消えてしまいました。**ヒアルロン酸注射も不要になり、腰痛までも大幅に改善**したことで、ひざも腰も曲げない姿勢をとれるようになったのです。

ストレッチ体操で夫婦そろってひざ痛解消！
妻のO脚は「真っ直ぐできれいな脚」に一変

男性・50代・会社員

このかたは、奥様とともに来院され、夫婦そろってひざの痛みを訴えていらっしゃいました。

奥様のほうは、すでに整形外科で受けていた診断どおり、変形性膝関節症によってひざ痛が現れていました。ひざを曲げるのも伸ばすのもつらく、O脚がかなり進行した状態でもありました。しかし、ご主人のほうは、痛みの原因が変形性膝関節症ではなく、膝蓋靭帯の炎症でした。

私は、ここで1回治療を受けた後は、セルフケアでじゅうぶん治せるとご説明しました。そして実際、第1章にあるような**ストレッチ体操はもちろん、こまめに歩**

くようにするなど、日常生活の工夫もしていったそうです。

すると、奥様のほうは、ほんとうに順調に回復されていきました。痛みが消え、ひざの曲げ伸ばしも楽にできるようになり、「脚も真っ直ぐできれいになった」と喜んでいたくらいです。

ただし、ご主人のほうは、奥様よりも苦労されていました。なぜなら、せっかく効果的なセルフケアを行っても、**勤務先の工場で毎日、ひざを曲げながら何十キロもの重い商品の上げ下げを繰り返していたため、膝蓋靭帯の緊張・硬化を緩められなかったのです。**

そこで、**特殊な機器で炎症部に圧力波（衝撃波）を当てる**という、最新治療を行いました。これは、尿路結石の石を砕く方法と同じ理論で、問題のある組織をあえて破壊して再生を促すというものです。

こうした治療を行い、**〝ひざにとって過酷な仕事〟を少し加減してもらうと、本来のセルフケアの効果が存分に現れ、無事にひざ痛解消へいたった**のです。

２種類の原因から起こった〝やっかいなひざ痛〟も約２カ月で大幅に治まった

男性・30代・ダンサー

飛び跳ねるような動きは、ひざに大きな負担がかかります。また、飛び跳ねた直後、地面に着地したときの衝撃を和らげようとしても、ひざを曲げることになるので、「ひざにいいことはほとんどない」というのが正直なところです。

ただし、この男性のように、激しく飛び跳ねるように踊ることを職業にしているかたもいらっしゃいます。そんな場合こそ、ひざへの日常的なセルフケアがたいせつになってきます。

この男性は、**整形外科での精密な検査の結果、変形性膝関節症の初期と診断されていました。**私が診ても、確かにそのとおりでした。

ただ、**大腿直筋・内側広筋の腱の炎症も明らかにあり、むしろこちらの原因による痛みのほうが強く現れているという**、少しやっかいな状況だったのです。

この男性は非常に忙しいかたなので、私の治療院には一度しかいらっしゃっていません。しかし、そのときに関節矯正をかけた後、仕事の合間にできるだけ効果的にセルフケアを実践できるよう、さまざまな具体策をお伝えしました。

その中身とはもちろん、本書の**第1章にあるストレッチ体操**や、**第5章にある日常生活の工夫のしかた**などです。

その後のメールのやり取りなどからすると、セルフケアをうまく生活の中に取り入れ、実践されていました。その結果、**初診から2～3カ月後には、かなり痛みが治まった**との報告をしてくださいました。

ひざ痛の主な2種類の原因を抱えていても、このように最適なセルフケアを継続していれば、問題は解決できるということです。

典型的な変形性膝関節症の痛みが3週間で解消！ 階段もまったく怖くない

女性・60代・主婦

昔からインドア派だったこの女性は、近年特に外出の機会が減っていたそうです。なぜなら、彼女にとって〝貴重な外出の機会〟である**買い物を、宅配サービスやネットショップで済ませていたから**です。

そして昨年、ついにひざの痛みを感じて病院で診てもらうと、**変形性膝関節症との診断を受けてしまった**のです。

私も画像を見せてもらいましたが、大腿脛骨関節のスペースは確かに狭くなっていて、**「階段を降りるときにいつも痛む」**などのさまざまな症状からも、典型的な変形性膝関節症と判断できる女性でした。

医師からは、「保存療法（手術ではない治療法）の筋トレから始めましょう」と言われたそうです。その方針はいいのですが、実際に行われたのが、「**座った状態で足首に重りをつけ、その脚を上げ下げする**」という筋トレ。第7章で詳しくお話ししますが、**この筋トレはほとんど意味がないのです**（161ページ参照）。

案の定、この筋トレを行っても痛みは改善されず、普段から運動習慣がないこともあって、ひと月すら続けられなかったそうです。

そこで私は、「**ひざのテニスボールストレッチ**」など、**基本のストレッチ体操4種類**をひとまず3週間実践するようにアドバイスしました。すると彼女いわく、「前の筋トレとは違って簡単だし、気持ちもいいから楽しく続けられそう」とのこと。

そして、実際に継続していると、**その約3週間でひざ痛がすっきり解消**。「少しでも歩くことが重要」と伝えていたこともあって、自らこまめに出歩くようになり、**階段を降りることもまったく怖くなくなった**そうです。

変形性膝関節症は自分で治せる――。その代表的な例と言えるでしょう。

屈伸時に出ていたポキッという音がしなくなり、将来なるかもしれないひざ痛を回避できたと大喜び

女性・20代・学生

この女性は、**しゃがみ込むたびに、ひざからポキポキと音がしていました。**ひざに痛みはないものの、あまりにひざから音が出るため、親御さんが心配して連れていらっしゃいました。

ひざから音がする理由は、意外と知られていないようです。

実はこれも、**ひざを曲げていることが多い人によく見られる症状で、大腿直筋・内側広筋の腱がいつも張りつめた状態になっている**ことが関係しています。

こうした状態になると、本来は当たらないはずの**PF関節に、腱が当たってしまいます。**そのときに出る音が「ひざが鳴る」ときの音の正体なのです。

「音がしているだけで、痛みはない。だから大きな問題はないだろう」と考える人は少なくありません。事実、この女性もそうでした。

しかし、その状態を放っておけば、**腱はどんどんダメージを受けて炎症が起こり、痛みを発生させる可能性があります。**

また、その音が出ていることは、**ＰＦ関節が動く際の余裕がなくなっていることを意味しています。**ですから、関節内のスペースがいっそう狭まったり、軟骨がすり減ったりして、やはり痛みが顔を出すこともあるのです。

こうした理由から、**この段階で適切なケアをしておくのが理想です。**

そこで、この女性は、**「ひざ押しストレッチ」「入浴ひざ曲げ伸ばし体操」「太も伸ばしストレッチ」**などをするようになりました。おかげで、ひと月もすると、ひざからの音はほとんど出なくなったのです。

そして、将来なるかもしれないひざのトラブルを回避できたことで、ご本人だけでなく親御さんも、たいへん喜ばれていらっしゃいました。

ひざの痛みと腫れを3カ月で克服！準備していた杖も使わず元気いっぱい

男性・60代・無職

このかたは、左ひざの痛みはもちろんのこと、腫れをかなり気にされている男性でした。**とにかく腫れが気になり、かかりつけの病院に頻繁に通い、こまめに水を抜いてもらっていたそうです。**

私は、ひざの腫れが過剰に〝悪者扱い〟されているような気がします。ご本人の感覚としては嫌なものですが、体からしてみれば、**関節軟骨や半月板のすり減りを防ぐための「自然な防御反応」**でもあるのです。

また、そもそもは、**「関節内のスペースが狭くなって軟骨・半月板が磨耗する」という前段階の問題を解決しなければ、いくら水を抜いても再度たまって腫れるこ**

となるのです。

この男性にも、こうした根本的な説明をしました。

すると、ちょっと腫れただけでも〝儀式〟のように水を抜くことをやめ、**サポーターや伸縮性のある包帯を巻いて腫れを抑える工夫をこらすようになりました。**水を抜いてもらうのは、洋式トイレを使うときのひざの曲げ具合でも、きついと感じられたときくらいだったといいます。

そして同時に、ストレッチ体操を行ったり、日常的な生活習慣を見直したりするようになったのです。

その結果、**3カ月もすると、ひざの痛みと腫れはほとんど現れなくなりました。**「そろそろ必要かも」と準備していた杖も使わずに済み、自力で近所を歩いたり、中断していたガーデニングを楽しんだりされているそうです。

ひざの痛みと腫れのメカニズムをきちんと理解したうえで、このようにセルフケアに取り組むと、成果が非常に上がりやすくなるのです。

ひざの完全な伸展と屈曲が楽にできた！ひざ痛と外反母趾の痛みも消えた！

女性・40代・自営業

世の女性の中には、足に外反母趾ができているかたが多数いらっしゃいます。96ページでご説明したとおり、ひざにトラブルを抱えているうえ、その**ひざと同じ側の足裏に外反母趾があるとなると、両者の関連を見逃すことはできません。**

例えば、重心をいつも左斜め前方にかけるクセがあると、左ひざの関節ばかりに負荷がかかり、それが〝ひざの痛みのもと〟になります。

さらに、偏った重心のため、痛みを感じる外反母趾ができてしまうほどに左足の**裏のアーチが崩れている**とわかり、おかげで**ひざの関節がいっそう不安定になっているとまで察することができるのです。**

しかし、こうした内容はほとんど知られておらず、この女性にとってても未知のことでした。また、よくよく話をしてみると、**ひざが不安定になるリスクが高く、前かがみやひざを曲げた姿勢になりやすいハイヒールやミュールを好んで履いていました。**

そこで、現在あるひざの痛みと、外反母趾・足裏のアーチ・靴との関係を丁寧にご説明しました。すると、「このまま進んだらまずい」と危機感を持たれたようで、**本書にあるストレッチ体操のほぼ全種類**に取り組み、生活習慣もかなり改善するようになったわけです。

こうして、自分で治すための積極的な行動を始めると、ひざを含めた脚全体の状態をしっかりチェックするようになり、結果も得られるようになりました。

まずは、体操を始めた当初はできなかった、**ひざの完全な伸展と屈曲が1カ月ほどで楽にできるように。**そして、**ひざの痛みと外反母趾の痛みも、2〜3カ月でほぼ治まった**と報告してくれたのです。

第5章

痛みを繰り返さないための日常生活の知恵

「階段の昇り降り」の負荷を最小限にする歩き方

日常生活中、ひざに痛みを抱えた人が苦労しがちな場所と言えば、階段です。

階段対策としてまずお伝えしたいのは、**「無理に階段を使う必要はまったくない」**ということです。エスカレーターやエレベーターがそばにあれば、躊躇《ちゅうちょ》せずにどんどん使ってください。

世間では〝**階段を使って脚の筋力をつけるのがいい**〟という説もあるようですが、私はまったく同意できません。

筋力をつけたいのなら、もっと合理的な方法をとるべきです。また、**筋力アップが難しい高齢者や女性では特に、「量より質」の観点で筋肉を考えるべき**です。

そして、ひざの関節の健康を考えれば、**わざわざ階段を使ってダメージを増やすべきではない**ということです。

平地を普通に歩いているときでも、ひざには体重の3〜8倍もの重みがかかっています。**体重50キロの人であれば、少なくとも150キロの負荷がかかっていること**になります。さらに階段の昇り降りをするとなれば、これ以上の大きな負荷がひざの関節を襲うことになるのです。

ひざのクッション機能を担う**半月板や軟骨は、〝消耗品〟です。**大きなプレッシャーを受けながら使われるほど、すり減っていくスピードがどんどん早まります。150キロ以上の負荷がかかる階段昇降は、これらの消耗品をムダに使いすぎることになります。

ですから私は、**ひざ痛の有無にかかわらず、階段はできるだけ使わないほうがいい**と言っているわけです。

とはいえ、自宅や勤務先などの建築構造上、どうしても階段を使わざるをえないシーンがあるでしょう。そんなときは、**階段での歩き方に工夫をしてください。**

①かかとからゆっくり着地する
②足の裏全体をペターッと床につけていく
③足の裏をできるだけ長く床につけるようにしながら、徐々にかかとを上げていく
④足の親指で床を蹴るようにしながら前進する

これらのポイントをおさえれば、階段を昇るときでも降りるときでも、ひざへの負荷を最小限に済ませられます。

なお、①のときには、かかとの丸みに沿って体重を少しずつかけていくようなイメージで行うと、柔らかくうまく着地できます。

もちろん、足を床にドンドンとつくのはNGです。ひざにいちばん負担がかかるのでやめましょう。

歩くときもひざを伸ばせば痛みの解消効果倍増

では、平らな場所を歩くときはどうでしょう。

基本的な歩き方は、前項にある「階段の歩き方」と同じです。その歩き方が、ひざへの負担を最小限にとどめてくれます。

ただ、「歩くこと」は、ひざ痛の解消・改善のためには重要なことなので、もう少し説明させていただきたいと思います。

ひざの健康を考えるなら、とにかくこまめに歩くようにしていきましょう。

何十分も歩くような本格的なウォーキングは必要ありません。近所のスーパーへ行くときに歩く、ちょっとした用事は歩いて済ますといったことから始めればＯＫです。**最初のうちは、「１日合計で10分程度歩く」「10分ほど連続して歩く」**ができ

ればじゅうぶんと考えましょう。

痛みがあるかたほど、こうした考え方を持つことがたいせつです。すでにお話ししたように、痛いからといって動かなければ、ひざの状態は悪化するばかり。逆に、**こまめに歩いていれば、変形性膝関節症のメカニズムに深く関わっている内側広筋など、筋肉の衰えをストップさせられます。**

歩くスピードや歩数についても、厳格な基準を設ける必要はありません。ダイエットや健康増進を目的に歩くわけではないのですから、ウォーキング本に出ているような数字は気にしないでけっこうです。

それよりもはるかに気にしていただきたいのは、**歩くときの「姿勢」**です。前かがみや猫背の姿勢で「前方寄りの重心」になって歩いていると、無意識のうちにひざが曲がり、アンバランスな〝余計な負荷〟がひざにかかってきます。簡単に言うと、せっかくの歩く意味が半減してしまうのです。

ですから、できるだけいい姿勢を心がけつつ、歩いていただきたいと思います。具体的には、**「ひざを伸ばす」「腰を少し反らす」「胸を張る」「あごを引く」という姿勢です**。こうした4つのポイントを押さえれば、ひざはもちろん、全身の関節にとって理想的な歩き方を実現できます。

とりわけ、ひざに痛みがあるかたは、**ひざを伸ばす意識を持って歩くようにしてください**。それだけで、ひざを曲げたまま歩く場合よりも、着地するときの衝撃が緩和され、関節が固まることも防げて、可動域を広げることにもなるのです。

また、**後ろ脚を蹴り出す際にひざがよく伸ばされていると、ふくらはぎが自動的にポンプのように働いて血流が促進され、ひざの関節の老化防止にも有効です**。

さらに言うと、このように意識しながら歩く習慣を身につければ、第1章にあるストレッチ体操の効果も相乗的に上がっていくのです。

正座をしなければならないときのコツ

普段、普通に立っているときの姿勢でも、やはり前かがみや猫背はいただけません。前方寄りの重心ではなく、**体重の7割を後方にかけるような「体の後ろ寄りの重心」になった姿勢が理想です。**

前ページにある4つのポイントを実践すれば、このような後方寄りの正しい姿勢をとることができます。

機会があれば、正しい姿勢で立っているかどうかを、一度チェックしてみてもいいかもしれません。

壁を背にして立ち、**「後頭部」「肩甲骨《けんこうこつ》」「お尻」「かかと」の4カ所が自然と壁についていれば、あなたの姿勢は◎。**これなら、体重からの荷重が、背骨や全身の関節でうまく分散され、1カ所の関節に大きな負担がかかることもありません。もちろん、ひざにとっても、実に優しい立ち方なのです。

座り方についても、ひざのことを考えた工夫は可能です。

よく言われるように、床に直接座る「和式の生活」より、イスに座る「洋式の生活」のほうが、痛みを感じずに済むでしょう。トイレも、和式より洋式のほうが楽なのは間違いありません。

ですから、生活のベースとなる**自宅の中では、基本的には洋式のスタイルで暮らし、ひざをねぎらっていくのがいいと思います。**

しかし、**イスに座りっぱなしの習慣はいただけません。**ひざをほぼ同じ角度に曲げた状態がクセになり、ひざ周りの筋肉の機能低下や血流悪化も招いてしまいます。

少なくとも**1時間に1回は立ち上がり、ひざを真っ直ぐ伸ばしたり、屈伸をしたりしてください。**

また、痛みがひどいときを除けば、洋式の生活スタイルでも**1日に1回ぐらいは床に正座をしたほうがいい**と思います。

正座をすると、ひざの関節を最大限に曲げた状態になります。

そのため、ひざの関節の可動域が狭まり始めた人にとっては、**屈曲の最大可動域をキープするために役立つのです。**

とはいえ、正座を長時間し続けると、マイナス要素のほうが増えてしまいますから、「1日1回10分程度」を目安にするといいでしょう。

正座をするのが困難な人は、**「アヒル座り」**を覚えておくといいでしょう。

アヒル座りとは、**正座の状態から両脚のひざ下を横に広げ、お尻を床につけた座り方です。**

この座り方は、**O脚の改善にも役立ちます。**また、ひざ下に自分の体重が乗らないので、脚のしびれが現れにくいというメリットもあります。

他人の家にお呼ばれしたときなど、〝床に座らなければならない状況〟になったときは、ぜひ試してみてください。

入浴法の工夫で「最高のひざ痛対策」ができる！

ひざにトラブルを抱えているなら、下半身の冷えは禁物です。

冷えれば筋肉が硬くなり、関節を動かしづらくなります。**慢性的にひざが冷えていれば、関節が固まることを促すようなものです。**

さらに、血流が悪くなるため、痛みも大きくなってしまいます。

ひざの痛みを解消・改善させるなら、体を温めて血流をよくすることが、とても重要なカギになってきます。少し難しいかもしれませんが、その理由をご説明しましょう。

実は、ひざの関節内でクッション機能を担う半月板の内側や関節軟骨には、血管がありません。そのため、半月板や関節軟骨への栄養補給は、滑膜から作り出される関節液に依存しています。こうした〝たいへんな仕事〟をこなさねばならないだけに、滑膜には血管が豊富に存在しています。

にもかかわらず、**滑膜での血流が悪くなれば、半月板や関節軟骨への栄養補給がままならなくなります。**

すでにお話ししたように、関節液には、磨耗した半月板・関節軟骨に栄養を与えながら修復する働きがあるのですが、その肝心な関節液がきちんと分泌されなくなることもじゅうぶんに起こりえます。すると、**ひざのクッション機能がいっそう低下することにもつながっていくのです。**

さらに、半月板や関節軟骨のかけらによって傷ついた滑膜自体も、**血流の悪化によって修復されるのが遅くなるでしょう。**つまり、炎症がいつまでも治らないどころか、大きくなる可能性まであり、痛みも「消えない」「増幅する」という事態に陥りかねないわけです。

ですから、**とにかくひざを温めておく習慣を身につけましょう。**

そのために、私がお勧めしたいのはお風呂です。

私のお勧めする入浴法は、39度ぐらいの少しぬるめのお湯に首まで浸かり、10分程度ゆったりすること。痛みがひどいときならば、**朝と夜の1日2回入浴してもかまいません。**

そして入浴ごとに、第1章でご紹介している**「入浴ひざ曲げ伸ばし体操」**を実践すれば、お風呂を利用した「最高のひざ痛対策」が実現できます。

のぼせや湯冷めに気をつけながら、バスタイムをフル活用してください。

日中は、使い捨てカイロが重宝します。これはかなりの大きさがありますから、**ひざの内側と外側に当てておけばＯＫです。**

30代でも〝60代の関節〟にしてしまう運動とは？

日常的な運動については、歩くことだけでもじゅうぶんです。特に趣味などでやっていることがなければ、ひざ痛解消のために新たにスポーツを始める必要はありません。119ページを参考に、ひざを伸ばして姿勢よく歩きましょう。

一般に、ひざ痛対策にいいとされている**自転車こぎや水中ウォーキングには、注意点があります。**

まず、自転車については、ひざにかかる負荷が比較的少なく行える運動ですが、自分の重心がわかりづらいという難点があります。また、サドルの面積が小さいと、**上半身の体重が仙骨に集中することになり、仙腸関節の機能低下につながりかねない**というデメリットもあります。

ですから、利用するなら、サドルの大きい自転車がいいわけですが、それでも自転車でばかり移動しないようにしてください。たまに使うぶんにはかまいませんが、基本的には歩くことを重視し、自分の姿勢と重心のかけ方を学んでいきましょう。そのほうが、ひざ痛解消のためになるのです。

水中ウォーキングは、全身が冷えてしまうのが問題です。たとえ温水プールであっても、水温は33度前後で体温より低いのですから、体はどうしても冷えてしまいます。**ひざ痛に加えて腰痛もあれば、その冷えが腰痛を悪化させる可能性が高いので、控えておくのが賢明です。**

もし、抱えている症状がひざ痛だけならば、関節への負荷が少なく、筋力を効率的につけられるというメリットがデメリットを上回るので、ときどき行ってもいいでしょう。**特に、ひざの痛みがかなりひどく、地上ではほとんど歩けないようなかたにはお勧めできます。**

バレーボールやバスケットボールなど、飛び跳ねる動きが多い運動は、ひざのためを思うなら、やらないほうがいいでしょう。

理由は、飛び跳ねるたびに大きなダメージがひざの関節に加わるからです。

実際、これらのスポーツを長年やってきた人では、骨がトゲのように飛び出す変形（骨棘《こっきょく》）などが、若いうちからよく見られます。**30代でも、「60代ぐらいの関節ですね」と医師から言われるケースも少なくないのです。**

ジョギングやマラソンの類も、痛みを避けたいなら、やめておいたほうがいいでしょう。

これらは、**“小さい飛び跳ね”を繰り返す運動**です。また、このように走り続ける動作には、**歩くときのようにひざを伸ばす瞬間がありません。**つまり、ひざをずっと曲げ続けているために、**ふくらはぎのポンプ作用があまり働かないうえ、着地時の地面からの衝撃も大きい運動なのです。**

靴底チェックの習慣が、ひざ痛悪化を防ぐ

ひざの健康を考えるなら、靴にも普段から注意を払うといいでしょう。

定期的にチェックしたいのは、靴の裏のかかとの部分です。

ここが、**内側に比べて外側のほうが減っているかたは、O脚が進んでいる**と考えていいでしょう。

また、内側と外側がある程度均等に減っていたとしても、**「減りのペース」がいつもより早ければ、ひざの可動域が小さくなっているのかもしれません。**足首・ひざの関節・股関節・腰の関節と、関節同士の連携が悪くなり、歩くときに足がきちんと上がっていない可能性があるのです。

そして、このような靴底の減り方とともに、もしもひざの痛みが強くなっていた

ら、「変形性膝関節症が進んでいるかもしれない」と考えて、第1章にあるチェックテストを再度行い、ひざの状態を確認するといいでしょう。

もちろん、靴自体にも対処が必要です。

できれば、**靴底が5ミリ～1センチほど減ってきたら、新しい靴に買い替えるか、靴底だけでも新品に取り替えるようにしましょう。**

そのまま履き続けていると、ひざの状態を悪化させてしまいます。

また、O脚が進んでいるとわかった場合は、**「足底板《そくていばん》」**を利用する手もあります。足底板は、靴の中に入れることによって、足の外側を高くする中敷です。**O脚では、脚の内側の関節が狭くなり負担が集中しやすいため、この負担をうまく分散できるようになります。**

ただし、高さのある足底板をいきなり使うのはよくないので、低めのものから使い始めるようにしましょう。

靴選びをする際には、いくつかのポイントがあります。

1つめは、**靴の内側や中敷にクッション性があること**。

2つめは、バスケットシューズやブーツなど、**足首が隠れるデザインの靴を避けること**。こうした靴を履くと、118ページでお話しした「ひざへの負担を最小限にとどめる歩き方」ができなくなるからです。

3つめは、サンダルやミュールなど、**かかとが固定されていない靴もなるべく履かないこと**。これは、かかとからの着地が不安定になるうえ、つま先に体重をかけて歩くようになるため、ひざが曲がってダメージが大きくなるからです。

ハイヒールは、慣れている人なら履いてもかまいません。**ひざが曲がらず、後ろ寄りの重心がとれて颯爽《さっそう》と歩けるならＯＫです**。

ただ、長時間履き続けると、ふくらはぎが緊張しすぎて血流悪化を招きます。

〝履きたい状況〟ではないときは、慣れた靴に替えるようにしましょう。

1本杖・2本杖・シルバーカー、どう選ぶ？

杖やシルバーカー（手押し車）は、あくまでも「歩行補助具」として使いましょう。普段はできるだけ使わず、痛みがひどい場合にのみ使うのです。痛みがひどいとき、**「家の中にこもるよりは、これらを利用して歩く」という選択をするためのものと考えてください**。そして、ひざの調子がいい日には、惰性で使わず、自力で歩くことにトライするようにしましょう。

いざ使うときのために用意するなら、杖の高さ・シルバーカーの持ち手の高さが、**股関節よりも少し高いもの**がいいでしょう。

そして実際に使うときには、**体からあまり離さず、持ち手部分に軽く手を添える程度にすると、前かがみにならずに済みます**。つまり、あくまでも補助具なのですから、**普通に歩く際の「いい姿勢」にできるだけ近い状態で使っていただきたいのです。**長い目で見れば、このように使用することが、寄りかかるようにして使うよりもひざのためになるのです。

ちなみに最近では、スキーのストックやポールのような**2本杖**も市販されています。**両手で1本ずつ持つタイプの杖で、高さもお腹ぐらいはあるようです。**これなら、1本杖よりも重心がズレにくく、痛みがあっても姿勢やバランスをキープしやすいはずですから、準備しておきたいかたは選択肢に入れておくといいでしょう。

それでも、繰り返しにはなりますが、杖やシルバーカーの使用を習慣化しないように注意してください。

外を歩く習慣を途絶えさせない――。そのためのグッズであることを忘れないようにしていただきたいと思います。

第6章

変形性膝関節症を治すと人生が変わる！

便秘・冷え性・むくみが解消し、更年期障害や生理痛の症状も改善

変形性膝関節症や変形性膝関節症もどきを治し、ひざの関節・筋肉・腱・靭帯などの異常を正すことは、全身に起こっていた不調の改善にもプラスに働きます。

まず、すでにお話ししたように、体中の関節はすべて連携して動いていますから、**ひざ関節のトラブル解消は、その他の関節トラブルにも好影響を与えます。**腰や首、足首などの関節の不具合も改善に向かい、それらの関節で起こっている痛みも解消・緩和の方向に導いてくれます。

また、ひざの関節が正常可動域を取り戻せば、周囲にある筋肉も柔軟によく動く

ようになります。**普通に歩いたり動いたりするだけで筋肉が盛んに使われるようになり、「筋肉のポンプ作用」によって血液・リンパの流れがよくなるのです。**しかも、ひざ痛対策としてこまめに歩く習慣がついていれば、血流・代謝の促進効果はさらに高まり、体の内部温度も上昇します。

そのため、**脚のむくみや冷え性、低体温などはもちろん、高血圧や高血糖、高コレステロールなどの悩みも解消に向かうのです。**

また、このような〝体内環境の改善〟に加え、**自律神経の正常化（１４４ページ参照）によってホルモンバランスも整うことで、便秘の解消、更年期障害・生理痛・生理不順などの悩みから解放される**かたも数え切れないほどいらっしゃいます。

もともと、ひざのトラブルは、男性よりも女性のほうが若干多い傾向が見られます。しかし、しっかりしたセルフケアを続けていれば、ひざだけでなく婦人科系の不調もよくなりやすいのです。

老けた印象が一変して立ち姿・歩き姿が大幅に若返る

日本ではよく、「人は下半身から衰える」と言われます。

この言葉の主な意味は、**年齢を重ねるにつれて、下半身にある筋肉などの組織が衰えていくということだと思います。**

しかし、そうした〝難しい話〟だけに限らず、外見や見た目の意味も含まれているような気がします。人の見た目は下半身から老けていく――。そんな意味も含まれているのではないでしょうか。

再三触れてきたように、**ひざに問題があると、脚が〝くの字〟に曲がりやすく、O脚にもなりがちで、上半身の姿勢も悪くなっていきます。**

また、関節の可動域が狭まっていくため、動きが次第にギクシャクした感じにもなっていきます。

特に、歩き方に大きな変化が現れます。

例えば、右ひざが痛い人では、右脚が曲がり、右肩や右手が前に出て、頭も前方に出る傾向があります。また、**無意識のうちに痛みをかばおうとして、右足を外側から大きく回すようにして踏み出す「ぶん回し」の歩き方をする場合もあります。**

さらに、痛くないほうの脚にばかり体重をかけるクセがつくと、やがて両ひざに痛みが出て、歩き方は**左右にギッコンバッタンと大きく揺れるようになるのです。**

このように歩いていれば、実際の年齢以上に老けた印象を周囲に与えるでしょう。姿勢や動きのぎこちなさのために、まさに「○○さんは衰えた」と見られることがあると思います。

ましてや、**変形性膝関節症は、中高年以上に多く現れる疾患です。**現代の日本なら〝まだまだ現役〟の60代でも、**ひざのトラブルを放置していると、70～80代のような外見・見た目になることもあるでしょう。**

そうならないための最良の策は、明白です。
根本的な問題である、ひざのトラブルを解決するということです。

ひざが真っ直ぐに伸び、O脚が改善された脚になると、以前とは見違えるほどに立ち姿が颯爽とした感じになります。
関節がスムーズに動くようになることで、周囲にある筋肉の活動が従来より活発になり、**たるんでいた脚は引き締まって、ほっそりきれいに見えるようにもなるでしょう。**

もちろん、歩き姿も大きく変わってきます。
ひざが伸びて上半身の姿勢もよく、左右のバランスがとれた状態で脚の運びもよ

く歩けるようになります。

ひざの痛みがある頃の〝老けぎみの外観〟を知っている人が見たら、「ものすごく若返った」という感想をきっと抱くはずです。

気持ちよく過ごせる時間が増えて関節の状態はさらによくなる！

関節の状態をよくすることは、精神状態の向上にもつながっています。

ひざのつらい痛みがあると、誰でも気分がすぐれないものです。しかし、**痛いからといって動かなければ、ひざの関節はますます固まり、筋肉の機能も低下、血液やリンパの流れまで停滞していきます。**

すると、痛みはさらに悪化し、気持ちもいっそう落ち込みやすくなる傾向があります。
さらに、痛みのせいで動かないでいると、**肉体疲労がないために寝つきが悪くなり、その一方で痛みにばかり意識が集中してしまい、自律神経のバランスまで崩れていきます。**

こうした〝ひざ痛から始まった悪循環〟に陥ってしまった人の自律神経の活動度を測定すると、予想どおりに交感神経が過剰に優位になったデータが得られます。
そうなると、**イライラやストレスがたまりやすくなり、交感神経の働きによって血管が収縮することで血流悪化の要因がまた増えてしまい、痛みなどの症状は従来以上に進行しやすくなってしまうのです。**

ここまで関節の状態と精神の状態に関係があるとわかったら、今後は悪循環を繰り返さず、逆に好循環を生み出すようにしていくべきです。

セルフケアを行って、「昨日よりもひざの具合がいいな」と感じると、誰でも気持ちがよくなります。その気分のよさは、さらにセルフケアを行ったり、外を歩いたりすることの後押しになります。

そして実際に継続しているうちに、痛みはより引いてきて、気分はまたよくなっていきます。私の治療院の患者さんの表情を見ていても、実にイキイキしています。外を歩くときに見える風景も、明るく感じられるそうです。

このような好循環の中では、**痛みが軽減されているのでよく眠れるでしょうし、自律神経のバランスが崩れることもないはずです。**

ひざのトラブルにきちんと向き合ってセルフケアを始めることには、確かに精神的な効用があり、以前より気分よく過ごせる時間を増やすことにつながります。

そうした**いい精神状態でいることは、その後の関節トラブルの改善・解消をまた強力にバックアップしてくれるのです。**

ひざの老化を食い止めるには、痛みにマンネリ化しないこと

変形性膝関節症のように、放っておくと進行してしまう疾患の場合は、ぜひ気をつけていただきたいことがあります。

「新たな症状が出ているのかいないのか」「痛みが強くなっているのか弱まっているのか」などの変化に、できるだけ早く気づくということです。

人間の性格とはほんとうに十人十色で、ひざに痛みがあるかたでも、自分の体にあまり関心のないかたがときどきいらっしゃいます。

「痛みがある」ということに慣れすぎているためか、関節の状態がかなりよくなっていて痛みも軽減されているのに、こちらがそれを指摘して初めて、「そういえば

そうですね」という反応が返ってくることもあります。
これは、非常にもったいないことです。

変形性膝関節症を治すためには、**痛みにマンネリ化せず、変化の有無をつぶさに観察しておくべきです。**それができてこそ、セルフケアの効果を最大限に享受できます。痛みが軽減しているとわかったら、自信を持つことができ、**その自信が痛みを完全に消すまでのさらなる〝追い風〟にもなるのです。**

また、「ひざ痛がよくなったら○○をしたい」という目標を持つのもいいと思います。「思い出の地にもう一度旅行に行きたい」など、どんなことでもかまいません。その**具体的な目標設定も、セルフケアを継続して関節の老化を防ぐパワーになります。**

例えば、痛みがどんどん引いているとわかれば、旅行の行き先を「国内の思い出の地」から「海外の憧れの地」に変更でき、ますますポジティブな気持ちでセルフケアを行えるようになるでしょう。

万が一、痛みが悪化したときでも、「国内の思い出の地」を「近所のおいしいレストラン」に変えて、やる気を失わないための材料にもできるはずなのです。

「ひざに痛みがある高齢者の私なんて……」と考える必要はありません。そうした考え方こそ、痛みの変化に無頓着になったり、痛みにマンネリ化したりすることにつながってしまいます。皆さんにはぜひ、ひざの老化を食い止めるチャンスを逃さないでいただきたいと思います。

ひざのトラブルの解消は「健康寿命」を延ばすことにつながる

日本人の平均寿命が年々延びているのは、皆さんご承知のことと思います。ただし、〝もうひとつの寿命の指標〟である**「健康寿命」**のことを考えると、あまり喜んでばかりはいられません。

健康寿命とは、**「日常的に介護を必要とせず、自立した生活ができる生存期間」**を指します。言い換えれば、**健康上の問題で日常生活が制限なく生活できる期間のことです。**

この健康寿命と平均寿命の数値を併せて考えると、見逃せない問題が出てくるわけです。

2013年の平均寿命は、男性で80・21歳、女性で86・61歳。同じ年の健康寿命は、男性で71・19歳、女性で74・21歳になっています（いずれも厚生科学審議会「健康日本21〈第2次〉推進専門委員会」発表資料）。

つまり、**男性では9年以上、女性では12年以上もの間、健康上の問題で日常生活が制限される**という結果が出ています。

こうした現実から、今の日本人には、健康寿命をいかに延ばすかという課題が突きつけられているのです。

私は第2章で、**寝たきりや要介護になる危険度が高い状態＝ロコモ**のお話をしました。そして同時に、**しっかりしたケアを継続すれば関節寿命は10年以上延ばせる**とご説明し、とにかくひざのトラブルを解消する必要性もご説明しました。

実は、そのようにしてひざのトラブルを解消することは、現在の日本の大きな問題になっている**健康寿命を延ばすことにつながっているのです。**

ロコモの段階をもしも超えてしまうと、9~12年もの厳しい時間が待っています。

その前に、できることはすべてやっておくべきでしょう。

つまり、ひざに不安を抱えているかたならば、当然ながらひざの関節の問題を解消しておくということです。

読者の皆さんには、将来をできるだけ安心できるものにしてほしいと思います。**ひざに痛みがなく、死ぬまで元気に動ける体を維持し、人間として豊かな時間を長く過ごしていただきたいのです。**

病院も整形外科も家族でさえも、あなたの人生の最後まで責任を持つことはできません。**自分のひざの状態は自分でコントロールし、自分の人生も自らの力で望む方向へ進ませていくのです。**

躊躇することはありません。

今こそ明るい未来へ進路をとろうではありませんか。

第7章

セルフケアの疑問が消える！ひざ痛対策Q＆A

Q セルフチェックの診断結果どおりに、ストレッチ体操をやらなければいけませんか？

A **それが理想ですが、とにかくセルフケアを始めることが肝心です**

セルフチェックの結果に沿ってお勧めしているストレッチ体操（第1章参照）は、**「痛みの原因」や「症状の現れている箇所」に対し、できるだけ簡単かつ的確に問題解消をできるように考えたものです。**

ですから本来は、そのとおりに実践していただくのが理想的です。

しかし、厳格なルールがあるわけでもありません。

ですから、例えば、**「仕事が忙しいので基本体操を4種類もやるのはきつい」**というかたは、ご自分がとりあえず始められそうな**1〜2種類だけを行ってもOKです。**

なにもしないよりは、とにかくできるところからセルフケアを始めることが肝心です。

その一方、**「勧められているもの以外のストレッチ体操もやってみたい」**という人もいらっしゃいます。

その場合は、**もちろんやっていただいてかまいません**。現在は大きな問題が起こっていない箇所に早めのケアをすることになるので、**今後のトラブルの予防になるはずです**。

また、ストレッチ体操の数を減らしたり増やしたりするにしても、各人それぞれに最適なものを選び、それを実践する必要があります。

そこで、そうした〝**ストレッチ体操のピックアップ**〟**をどうしても行いたいときは、第3章の内容にもう一度目を通し、ご自分のひざの痛みの解消・改善にいちばんいいと確信できるものを選んでください**。

もし、このピックアップ作業がうまくできなかったり、面倒に感じたりしたら、23ページでお勧めしたとおりにストレッチ体操を始め、より早く効果を感じるほうが得策だと思います。

Q **ひざの水抜きやヒアルロン酸注射を定期的にしていても、ストレッチ体操をして大丈夫ですか？**

A **まったく問題ありません。ぜひ行ってください**

私の治療院の患者さんでも、昔から通っている病院でひざの水を抜いてもらったり、ヒアルロン酸を注入してもらったりというケースがよく見られます。そして、それらと並行して、ストレッチ体操などのセルフケアも行っています。

ひざの水抜きやヒアルロン酸注射は、「今あるトラブルを抑えようとするもの」と考えてください。一方、本書でご紹介している**ストレッチ体操などのセルフケアは、「トラブルを根本的に解決しようとするもの」**と捉えてください。

つまり両者は、違う方向性でひざにアプローチしています。並行して行っても、なにも問題はありません。

むしろ、**ひざの水抜きやヒアルロン酸注射を定期的にしている人ほど、トラブル**

の解決を病院任せにする傾向があるので、自発的で積極的なセルフケアをしていただきたいと思います。

すると、多くの人たちのひざの具合がよくなっていきます。「**ひざに水がたまらなくなった**」「**ヒアルロン酸注射をしないで済むようになった**」という人は数多く、「ひざの痛みからやっと解放された」というかたももちろんいらっしゃいます。

やはり、トラブルを根本的に解決するための方法も取り入れたほうが、ひざ痛は治りやすいと思います。

Q すでに人工関節が入っている場合、気をつけることはありますか？

A 初めは〝筋肉系〟のストレッチ体操から始めてみましょう

現在の人工ひざ関節は、昔のものよりは製品としての質が向上しているようで、「手術後に正座ができなくなった」という声も少なくなってきました。

ただし、人それぞれに「手術をどれくらい前に受けたのか」という点は異なりますし、**どんなに質のいい人工ひざ関節でも耐用年数があります**。また、ひざになんのトラブルもない場合と比べれば、ひざを曲げられる角度は制限されることが多いでしょう。

これらのことを考えると、すでに**人工関節がひざに入っているかたがストレッチ体操を行うときは、〝筋肉系〟のものから始めていくといいと思います**。

本書でご紹介しているストレッチ体操を大きく2種類に分類すると、「①**異常の起こっているひざの『関節』にダイレクトな矯正作用をかけるもの**」、「②**異常の起こっているひざ周囲の『筋肉』にダイレクトな矯正作用をかけるもの**」となります。これら2種類のうち、②**に属するストレッチ体操から始めるということです**。

もちろん、こうしたダイレクトな矯正作用があるからこそ、異常の起こっているひざを正常な状態に近づけ、ひざ痛の解消・改善にほんとうに効果があるわけですが、すでに人工関節が入っていると、そのダイレクトな作用が人工ひざ関節にも届くことになります。すると可能性としては、人工ひざ関節の耐用年数などに影響が出ることも、ゼロではないかもしれません。

そこで万が一を考慮して、②の〝筋肉系〟のストレッチ体操から始め、様子を見るのがいいと思うわけです。もちろん、**ひざの関節から離れた腰や足の裏への対策なら、気がかりなことはなにひとつありません。**

ですから具体的には、本書でご紹介している順番で**「腰のテニスボールストレッチ」（34ページ参照）以降をひととおりやってから、基本体操の残り3種類を手加減しつつ試していくのがいいでしょう。**

ちなみに、筋肉系のストレッチ体操を実践するようになると、ひざの具合がよくなっていくと思います。そもそもは、**人工関節の手術を受けなければならないほど、内側広筋や大腿直筋などの機能が著しく低下していたと考えられるからです。**

なお、**「関節鏡視下手術」や「高位脛骨骨切り術」だけを過去に受けたことがあるかたについては、特に気にすることはなく、存分にストレッチ体操を行っていただきたいと思います。**

Q **半月板や関節軟骨を直接修復できるような方法はありませんか？**

A **直接的なケアは無理なので、間接的なケアを心がけてください**

磨耗《まもう》された半月板・関節軟骨を直接的な方法で修復することは、残念ながらできません。ただし、**「なるべく磨耗させない」「修復作用のある関節液をじゅうぶん回すようにする」という、間接的なケアをすることは可能です。**関節内のスペースを広げる**「ひざのテニスボールストレッチ」**（32ページ参照）は、その代表格です。

また、第5章にあるような日常生活の工夫をこらすことも、じゅうぶんなケアになると思います。

そのほか、**ひざをねじる動作・運動を控えることも有効です。**

キッチンで料理や食器洗いをしているとき、両脚を動かさずに体をひねり、後方にあるものをとったりしていませんか？

このように、何気なくひざをねじっている人が少なくありません。そして、**これ**

を繰り返すうちに、特に半月板を傷めてしまうのです。
今後は、これまで無意識で行っていたことにも意識を向け、半月板や関節軟骨にやさしい動きを心がけていきましょう。

Q **ひざ痛対策には筋トレがいいと聞きました。筋トレはしなくていいの？**

A **脚の筋肉量を増やすための筋トレだけでは、ひざ痛は治りません**

脚の筋トレは、まじめにやればやるほど、逆にひざの関節や筋肉を痛めてしまう可能性が高まります。筋トレの経験があまりない人ならば、する必要はまずないと言っていいでしょう。**筋トレをする時間があるのなら、その時間を歩くことにあてるほうがよっぽどましです。**
ひざ痛対策としてよく行われているのは、足首に重りをつけ、ひざ下の上下運動を繰り返す筋トレです。しかし私は、この筋トレでひざ痛を治した患者さんに出会ったことがありません。

この筋トレで鍛えられるのは、大腿四頭筋の〝真ん中部分〟にある大腿直筋だけ。61ページでお話ししたように、**ひざ痛の発症には〝内側部分〟の内側広筋の衰えが深く関係しているのに、その筋肉は鍛えられないのです。**スクワットも、主に鍛えられるのは大腿直筋で、似たような筋トレと捉えられます。

そもそも、変形性膝関節症などでひざ痛を抱えているかたには、**高齢者が多いもの。筋トレをしても筋肉がつきにくく、それは女性にも当てはまります。**

これではもう、筋トレをする意味がほとんどありません。

ひざ痛の対策をするなら、筋肉の「量」は、日常生活を普通に送れるだけあればじゅうぶんです。それよりも、**しなやかに柔軟に動き、骨と関節をきちんと動かせるような「質」を重視すべきです。**

そのために、第1章にあるストレッチ体操を行っていただきたいのです。

Q

「ひざのお皿回し体操」のほかにも、動き始めるときの痛みを抑えるテクニックがあれば、ぜひ教えてください

A

脚を前方に払うような動作をしたり、屈伸をしたりするといいでしょう

「ひざのお皿回し体操」はかなり有効な手段ですが、なかにはうまくコツがつかめないかたもいらっしゃるでしょう。また、大腿直筋の腱や膝蓋靭帯があまりに緊張・硬直していると、やりづらいかもしれません。

そうしたケースでは、**動き始める直前に、左右の脚を交互に前方へ払うような動作を3回ほど行ってみてください。**例えるなら、海外の軍隊がパレードで行進する際にしているような脚の動きです。加えて、屈伸も数回行うといいでしょう。

つまり、**ひざの関節の可動域を少しでも広げておき、お皿回し体操と同じように関節液をうまく回しておくということです。**

Q サポーターは使ってもいいですか？

A 頼りすぎない程度にうまく使っていきましょう

ひざ用のサポーターについての基本的な考えは、杖やシルバーカーと同様で、**「痛みがひどいときに使い、調子がいい日には惰性で使わずに外す」**ということです。

ただ、サポーターには、杖やシルバーカーにはないメリットがあります。**軽く圧迫することで腫れや痛みを抑えられれ、保温・温熱効果を得られる**という点です。これらのメリットのおかげで外を歩けるということなら、もちろん使っていただいてもかまいません。

しかし、そうしたメリットがあるだけに、「つけていないと不安になる」という依存の気持ちが起きやすいものでもあります。

やはり、**必要のないときは使わず、甘えすぎないように注意してください。**

Q 近所の病院で、「ひざが痛いなら、まずやせなさい」と言われました。やはりダイエットを優先すべきでしょうか？

A **とりあえずは、ひざ痛対策のほうを優先してください**

肥満は、確かにひざにとってよくありません。

ただし、あまりにダイエットにとらわれると、ひざ痛の解消よりもやせることが目的のようになってしまいます。そうなると、**ひざに悪い運動まで始める人もいるかもしれません。これでは本末転倒です。**

また、ひざ痛に悩む人のすべてが太っているかというと、実際はそんなことはありません。標準体重のかたでも、やせているかたでも、**変形性膝関節症が進行して痛みが増し、困っているケースは枚挙にいとまがありません。**

ですから私は、ひざ痛対策をとりあえず優先するのがいいと思います。

ストレッチ体操を行って関節の動きをよくし、こまめに歩くようにもする——。

そうすれば、自然に消費カロリーが増え、ダイエットにもつながっていきます。それでもまだ体重が気になれば、ダイエットを始めればいいのではないでしょうか。

Q **いつも決まって、ひざの裏が痛みます。30歳になったばかりの女性なのですが、この歳でも変形性膝関節症なのでしょうか?**

A **腓腹筋《ひふくきん》の炎症によって痛みが出ていると考えられます**

変形性膝関節症の可能性もゼロではありませんが、30歳の女性でひざ裏がよく痛くなるということは、腓腹筋の炎症による痛みが出ているものと考えられます。**腓腹筋とは、ひとことで言えばふくらはぎの筋肉**で、上のほうは2つに分かれるような形で大腿骨のひざに近い部分に付着し、下のほうはアキレス腱としてかかとの骨(踵骨《しょうこつ》)に付着しています。その**大腿骨の内側に付着する部分に炎症が起き、痛みを感じるケースがあります。**

そのため、このように**変形性膝関節症と間違われやすい疾患**なのです。

これは、**ハイヒールを長時間履いている女性や、長期の安静生活でひざを曲げ続けていた人によく見られる疾患**で、腓腹筋の緊張・収縮・硬化によって起こります。

ですから、**痛みを解消するには、腓腹筋を緩ませることが必要です**。つまり、**ふくらはぎをきちんと緩ませれば、たいていは痛みがスッと治まります**。

その点で、本書にある**「タオル引っ張り体操」**（42ページ参照）が役立つはずですから、ぜひ試してみてください。

Q **変形性膝関節症と間違えやすい病気って、けっこうあるんですか？**

A **いくつかありますから、注意してください**

第2章で詳しくお話しした**「PF関節・大腿直筋の腱・膝蓋靭帯の障害」**のほか、1つ前の回答でご説明した**「腓腹筋の炎症」**などは、変形性膝関節症とよく間違われます。

そのほかにも、間違われやすい痛みが現れる疾患がいくつかありますから、主なものを簡単にお伝えしておきます。

■関節リウマチ

本来は外からの異物に対して体を守る免疫システムに異常が起こり、自分の体の一部を攻撃してしまう自己免疫疾患です。一般的には、手首や手足の指などの関節から痛み・こわばりなどが起こるのですが、人によってはひざの関節から痛むことがあります。正確な原因はまだはっきりわかっていませんが、**関節の痛みに加え、貧血・発熱・倦怠感・食欲不振などの症状が現れることがあります。**

■偽痛風

高齢の女性に多く現れ、ピロリン酸カルシウムという物質が関節内にたまり、急激な痛みが突然起こる疾患です。**ひざの関節をはじめ、足首や肩などの関節にも発**

症します。

■**痛風**

尿酸という物質が関節内にたまることで、突然痛みが起こる疾患です。一般的には、**足の親指のつけ根から痛み出しますが、ひざに痛みが現れることもあります。**

■**ベーカー嚢腫《のうしゅ》**

変形性膝関節症の合併症としてしばしば起こる疾患です。この疾患自体の痛みはそれほど強くありませんが、**ひざの裏側に水がたまって腫れた状態になり、ひざが完全に曲がらないなどの症状が現れます。**

■**オスグッド病**

成長期でスポーツをしている生徒・学生に多く現れ、膝蓋靭帯《しつがいじんたい》と脛骨《けいこつ》の付着している部分に炎症が起こって痛む疾患です。本書でご説明してきた「**膝蓋靭帯の炎**

症」は膝蓋靭帯そのものに起こりますが、こちらはさらに下＝まさに脛骨と接している部分で問題が発生します。骨がまだ成熟しておらず、脛骨のその部分がまだ軟骨であるため、障害が起こりやすいのです。

おわりに

本文の中でも触れましたが、一般的に人間にとって重要な関節は「首」「腰」「ひざ」の3つであり、**ひざの関節の機能低下は最後に現れる傾向があります。**ですから、**ひざの関節のトラブルは〝ロコモの一歩手前〟**のサインと言えるのですが、もうひとつお伝えしたいことがあります。

これら3つの関節に起きたトラブルのうち、最も早く治りやすい関節痛はどれだと思いますか？

実は、ひざ痛がいちばん早く治っていくのです。

進行度によって、もちろん治るまでの期間に差はあります。ただ、軽度の段階の人ならば、**「ひざのテニスボールストレッチ」（32ページ参照）を1～2回行っただ**

けで、数年間悩んでいたひざ痛が治ったという例もあるのです。

では、首や腰のトラブルよりも、ひざのトラブルはなぜ治りやすいのか――。

私は、関節の構造に理由があるのではないかと見ています。

首の関節の構造は、脊椎《せきつい》（背骨）の小さな椎骨が7個つながった状態になっています。腰の関節の構造は、脊椎の椎骨が5個つながった状態です。さらに骨盤には、繊細な仙腸関節も存在しています。

それらに比べてひざの関節は、大腿骨・脛骨・膝蓋骨という3つの大きな骨から成り立っています。

ですから、わかりやすくするためにあえてやさしい表現をすると、このような**〝シンプルな構造〟であるだけに、状態の見極めを間違えず、的確なケアを施せば、早く治っていくのだと思われます。**

しかも、**ひざの関節は、自分の目で直接はっきり見ることができます**。これは、背中側にある首や腰の関節ではかなわないことです。そのため、状態をつぶさに確認でき、**セルフケアをするにしても、きちんとした場所に最適な刺激を与えられるはずです**。こうした利点を生かさない手はありません。

本書にあるセルフケア法を実践し、皆さんも**できるだけ早い段階で、ひざのトラブルを根本的に治していきましょう。そして、再発も防いでいくのです**。

より多くの人たちが健康なひざを取り戻し、今後の人生を楽しまれていくことを心から願っています。

さかいクリニックグループ代表　酒井慎太郎

[著者紹介]

酒井慎太郎（さかい しんたろう）

さかいクリニックグループ代表。千葉ロッテマリーンズオフィシャルメディカルアドバイザー。中央医療学園 特別講師。柔道整復師。整形外科や腰痛専門病院などのスタッフとしての経験を生かし、腰・首・肩・ひざの痛みやスポーツ障害の疾患を得意とする。解剖実習をもとに考案した「関節包内矯正」を中心に、難治のひざ痛や、腰痛、肩こり、首痛の施術を行っており、プロスポーツ選手や俳優など多くの著名人の治療も手掛けている。ＴＢＳラジオ「大沢悠里のゆうゆうワイド 土曜日版」でレギュラーを担当。著書に『脊柱管狭窄症は自分で治せる！』『首・肩の頸椎症は自分で治せる！』『分離症・すべり症は自分で治せる！』（ともに小社刊）などがある。本書はドイツ語版がヨーロッパでも販売され、好評を博している。

さかいクリニックグループ

〒114-0002　東京都北区王子5-2-2-116

☎03-3912-5411

「予約がとれない」「16年待ち」とメディアで言われてきましたが、対応できるようになりました！　検査を含め、無料問診も実施中。

[STAFF]

デザイン	轡田昭彦＋坪井朋子
撮影	山上 忠
DTP	八重洲PRセンター
モデル	瀬戸菜央（スペースクラフト）
ヘアメイク	平塚美由紀
イラスト	中村知史
編集協力	松尾佳昌
Special Thanks	小松一彦、出雲安見子

変形性《へんけいせい》膝関節症《ひざかんせつしょう》は自分で治せる！

2017年４月11日　第１刷発行
2022年11月７日　第21刷発行

著者　酒井慎太郎
発行人　土屋　徹
編集人　滝口勝弘
編集担当　泊　久代
発行所　株式会社Gakken
〒141-8416　東京都品川区西五反田2-11-8
印刷所　中央精版印刷株式会社

この本に関する各種のお問い合わせ先

- 本の内容については、下記サイトのお問い合わせフォームよりお願いします。
  https://www.corp-gakken.co.jp/contact/
- 在庫については　TEL03-6431-1250（販売部）
- 不良品（落丁・乱丁）については　TEL0570-000577
  学研業務センター　〒354-0045　埼玉県入間郡三芳町上富279-1
- 上記以外のお問い合わせは　TEL 0570-056-710（学研グループ総合案内）